世界最短時間で10歳若返る

たった3秒筋トレ

西九州大学リハビリテーション学部　准教授・理学療法士
中村雅俊

KODANSHA

はじめに
世界一簡単な筋トレの誕生

世界最短時間で効果最大！

運動なんてまったくしなくてもいい。そう思っている人は、おそらくいないでしょう。私は仕事柄、70代、80代といった年配の方たちとも話をする機会が多くあります。彼らも口グセのように「先生、やっぱり運動しなきゃダメなんでしょ？」とおっしゃいます。

運動は、運動選手だけに必要なわけではありません。本来、老若男女すべての人たちに大事なもの。その必要性は痛いほど感じているのに、運動ができている人は少数派。そこで私は、「運動しなきゃダメ」とわかっているのに運動ができていない大多数の方々に向けた運動を考えることにしました。

運動のハードルをどこまで下げられるか。なおかつ最大限の効果を出すにはどうすればいいのか。さまざまな研究を重ねて辿り着いたのが、本書で紹介する「3秒筋トレ」です。「3秒筋トレ」とは、その名の通り、1回3秒かけてゆっくりブレーキをかけながらカラダを動かす運動。**世界でもっとも簡単な筋トレ**だと自負しています。**使うのは、どこの家庭にもある普通の椅子のみ。**ダンベルなどの道具を買う必要もありません。1畳ほどのスペースさえあれば自宅ですぐに行えるので、お金を出してスポーツジムに通う必要もないのです。

そんな簡単すぎる筋トレで本当にちゃんと効果があるのか。そんな疑問を持つ方もいらっしゃるでしょう。

でも、安心してください。効果があることは、私たちの研究で科学的に実証済みです。**60代から80代の高齢者に、「3秒筋トレ」を10週間続けてもらったところ、平均すると10％前後筋力がアップ**しました。なかには約30％アップした方も。

30代以降、運動不足だと1年に1～2％の割合で筋力は低下すると言われています。仮に筋力が30％アップしたとするなら、**10週間で筋力年齢が30歳も若返ったことになります。**10％でも10歳若返ったことに。どうでしょう。さっそくやってみたくなりませんか？

あなたの筋肉はないのではなく、眠っているだけ

ここで自己紹介をさせてください。私は九州・佐賀県にある大学で「理学療法士」を目指す学生たちを育てています。私自身も理学療法士です。

理学療法士とは、怪我や病気、老化などによって衰えたカラダの機能を維持・改善し、起き上がる、立ち上がる、歩くといった日常生活に欠かせない基本的な動きがスムーズにできるようにサポートするのがおもな仕事。

日常生活に欠かせない基本的な動きをスムーズにこなすためには、筋力が必要であり、筋力を高める運動が欠かせません。そこで運動をオススメするのですが、実際に自分から運動できる人は少数派。「時間がない」「つらそう」といった答えが返ってきます。

そこで考えたのが「3秒筋トレ」でした。どんなに忙しい人も、3秒の時間なら取れるはず。**「3秒筋トレ」はシンプルなので誰でも行えますし、つらくもありません。**

前述の研究で60代から80代の高齢者に指導した際には、**運動経験がまったくない人でも難なく続けることができました。**むしろ、「これで本当に筋トレ？　こんな簡単

な筋トレで本当に効果があるの？」という不安の声も出たくらい。それでも前述したように10週間で最大約30％の筋力アップが達成できたのです。80代後半の参加者も無理なく続けられて、筋力はアップ。**筋トレするのに遅すぎることはありません。**

筋力が衰えたとしても、筋肉自体がなくなったわけではありません（一部の病気や長期間の寝たきりなどで筋肉がなくなることはあります）。**あなたのカラダの奥には、磨けば輝き出す（つまり筋力が上がる）筋肉という〝原石〟が眠っているのです。**

その〝原石〟を磨いて輝きを取り戻してくれるのが「3秒筋トレ」。「いまさら筋トレなんて」と諦めないでください。

人生100年時代に必須なのは筋肉への投資

筋力が低下すると、日常生活が不自由になるだけではなく、高血圧、糖尿病といった生活習慣病やメタボのリスクが高まります。筋力の低下は、将来要支援・要介護になるリスクの1つであり、自立した健康的な生活が送れる「健康寿命」を短くします。また、**筋力が低下すると結果的に認知症にもなりやすくなります。**

筋力の低下は自覚しにくいにもかかわらず、ネガティブな影響が大きいことから、私は「**サイレントキラー（静かなる殺し屋）**」と呼んでいます。サイレントキラーは元来高血圧のことですが、筋力低下は高血圧と同じくらい恐れるべき問題なのです。「私はまだまだ大丈夫」とタカをくくっている間に、筋力低下は静かに進行します。**筋力低下のサインを次のページにリストアップ**していますから、ぜひ参照してください。

老後に備えた貯金は、少しずつ減っていきます。それは筋肉も同じ。貯金ならぬ〝貯筋〟で、筋肉が減らないように維持・増強を心がけること。何歳になっても自分の足で歩き、好きなところで好きなことをする筋力をキープすること。それが幸せな10年後、20年後につながります。そのために役立つのが「3秒筋トレ」での筋肉への投資なのです。

本書をきっかけとして、一人でも多くの方々が運動に興味を持ち、筋トレを習慣の1つに加えてもらえたら、筆者としてこれ以上の喜びはありません。

西九州大学リハビリテーション学部理学療法学専攻　准教授　中村雅俊

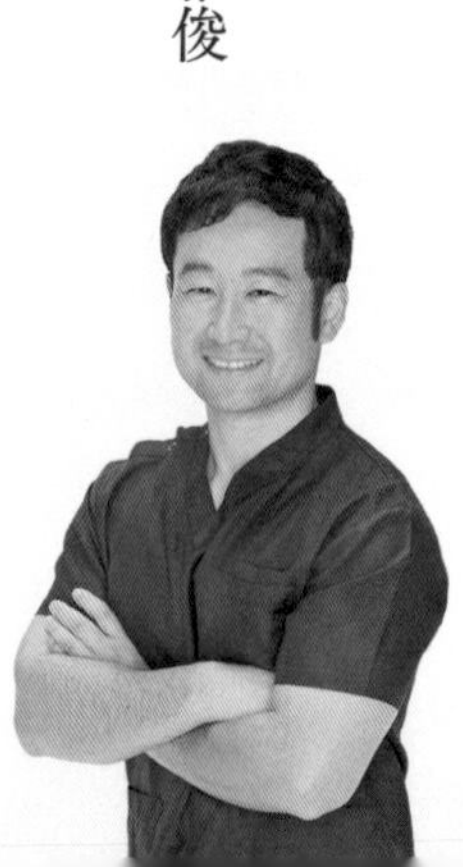

あなたの筋力をチェック!

思い当たる項目はありませんか?

- □ 手すりに頼らないと、階段を上れない。
- □ 手すりに頼らないと、玄関の上がりかまちを上がれない。
- □ 自宅のカーペットの縁や廊下の段差などでつまずきそうになる。
- □ 縁や手すりを持たないと、浴槽に入れない。
- □ 反動をつけないと、寝床から一気に起き上がれない。
- □ 青信号で横断歩道が渡りきれない。
- □ 横断歩道の白線をまたいで歩けない。
- □ 洗濯物を頭より高い位置で干せない。
- □ 5kg入りの米が持ち運べない。
- □ 和式トイレでしゃがむのがつらい。しゃがんだらなかなか立てない。
- □ 椅子から、片脚で立ち上がれない。
- □ 片脚で30秒以上立っていられない。

1つでも思い当たる人は、
筋力が衰えている恐れがあります。
「3秒筋トレ」を始めましょう!

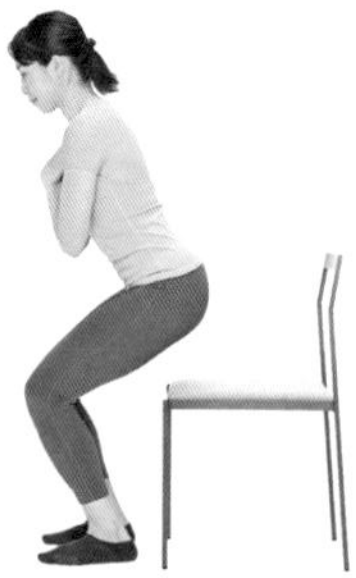

第3章 よくある質問にお答えします

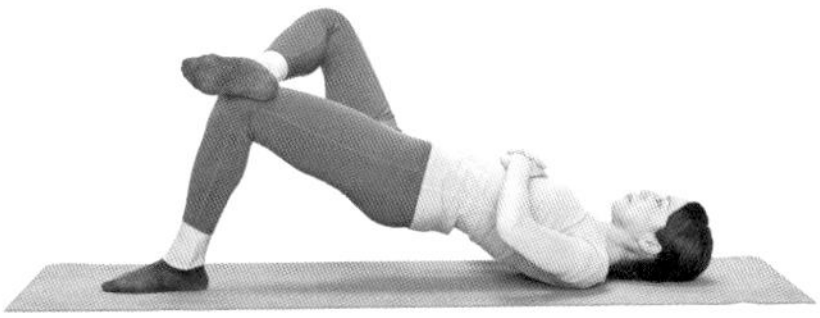

第5章

筋トレ効果を上げるストレッチ

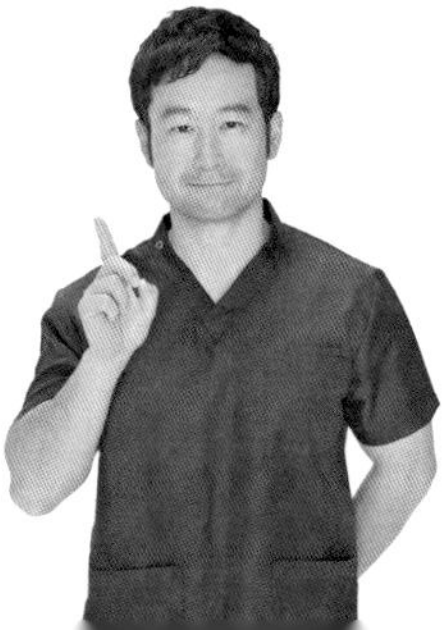

本書のご利用にあたって

＊ 持病がある方は、必ずかかりつけ医に「運動をしてもよいか」を確かめてください。

＊ 「3秒筋トレ」で膝などに痛みが出る場合には、運動を中止してください。そして整形外科医の診断を仰いで、その指示に従ってください。

＊ 「3秒筋トレ」の効果には、個人差があります。

第1章

「3秒筋トレ」が効く理由

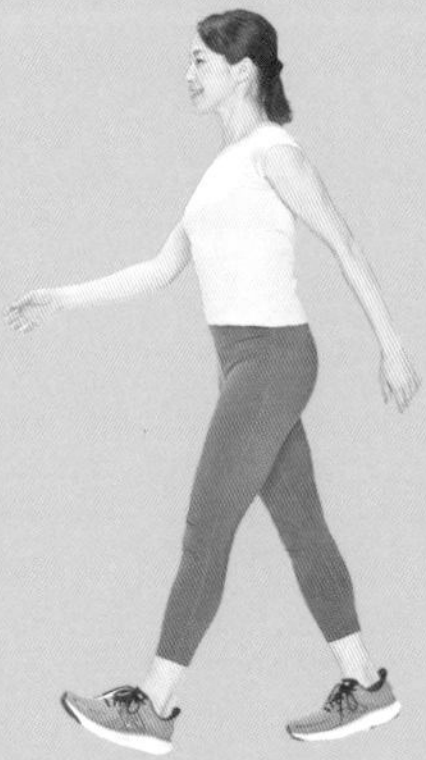

「3秒筋トレ」で筋肉年齢は若返る！

「やっぱり運動しなきゃダメなんでしょ？」とおっしゃる方に、「なぜ運動が必要だと思いますか？」と尋ねてみると、次のような答えが返ってきます。

「だって運動しないと足腰から筋肉が衰えるから。足腰がダメになったら、歩けなくなって大変なことになるでしょ」

その通り、大正解です！　ヒトは動物。まさに「動く物」であり、動くためには足腰などの筋肉が必要不可欠です（当然ですが、病気などで筋力が落ちたり、動けなくなったりしたからといって、人間としての価値や尊厳が損なわれるわけではありません）。

この大切な筋肉の機能（筋機能）のピークは、普通の人では20～30代。運動をしない限り、それ以降は減少を続けます。後述しますが、筋機能とは、筋肉が発揮できる力、筋力とほぼほぼイコールだと思ってください。

筋機能は、運動不足だと30代以降では年1％、50代以降になると2％の割合で、減り続けることが明らかになっています。その結果、20～30代のピーク時と比べると、80代までに筋機能はおよそ30～40％も低下すると言われています。

歳を重ねると、多少は髪が薄くなったり、シワが増えたりするもの。20～30代の頃と比べて、筋機能≒筋力が多少低下するくらいなら、気に病むほどでもありません。ただ、その落ち込みは、最低限に留めることが重要。筋機能≒筋力が必要以上に低下すると、自立した健康的な生活が送れなくなり、要支援・要介護になる可能性が出てくるからです。自立できなくなると、かかる医療費も増えてきます（16ページ参照）。

この筋機能≒筋力の落ち込みを防ぐために有効なのが、「3秒筋トレ」。ピーク時に比べると筋機能≒筋力が落ちているはずの60代から80代の男女が10週間取り組んだ結果、筋力がアップして筋肉量も増え、筋機能が高まることが証明されています（17ページ参照）。加えて歩く速さもスピードアップし、バランス機能の改善も見受けられました。

筋機能≒筋力の低下のもっとも大きな要因は、筋肉が減ること。

では、なぜ運動不足だと、筋肉は減るのでしょうか？

筋肉は、カラダのなかでも、いちばん「新陳代謝」が盛んな組織。新陳代謝とは、古い細胞や組織を壊し（分解し）、新しく作り直す（合成する）ことです。

筋肉は新陳代謝が活発であり、つねに分解されており、分解に見合う量が合成されています。それにより、筋肉のおよそ半分は約半年（180日）で入れ替わっています。

分解と合成がちょうど釣り合っていれば、筋肉量は変わりません。

ところが、**運動の刺激が乏しいと、分解のほうが合成よりも活発になります。その結果、じわりじわりと筋肉が減っていくのです。**

加齢に伴う筋機能の変化

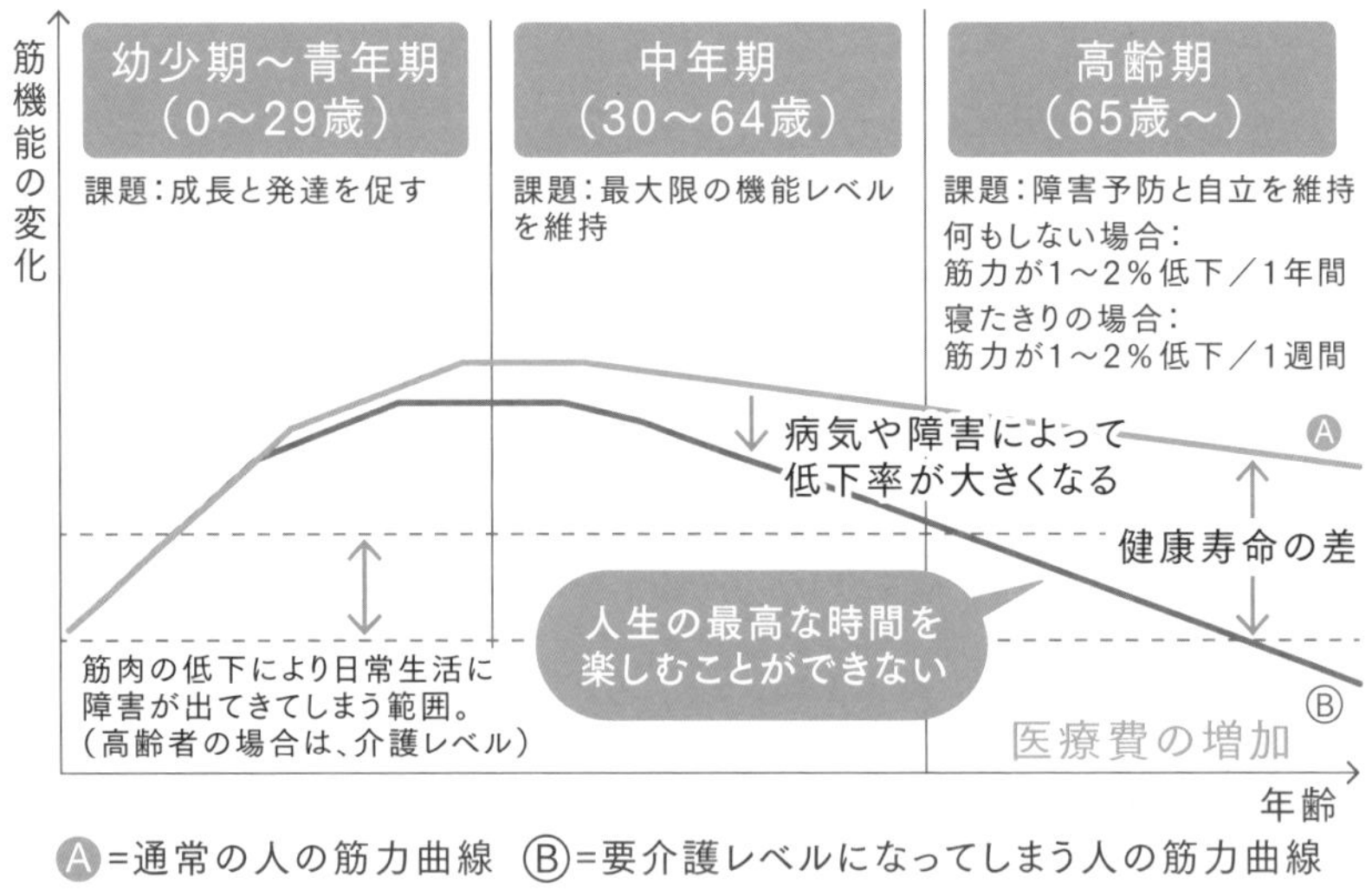

縦軸に筋機能≒筋力、横軸に年齢を取ると、20～30代をピークとして加齢とともに筋機能は右肩下がりになっていく。しかし、早めに筋トレなどの運動を行うことにより、要支援・要介護が求められるレベル以下まで落ち込むことが防げる。
出典：WHO/HPS,Geneva 2000

もう少しだけ詳しく説明すると、筋肉は、筋線維という細長い細胞を無数に束ねたもの（そうめんやスパゲッティの束を想像してみてください）。運動不足だと、その筋線維の数が減り、筋線維自体も萎縮するのです。

逆に運動で筋肉を適度に刺激すれば、合成のほうが分解より活発になります。それにより、筋肉量が増えて筋力もアップします。「3秒筋トレ」の最大の狙いはそこにあります。

60〜80代の男女の10週間のトレーニングによる筋力・筋肉量の変化

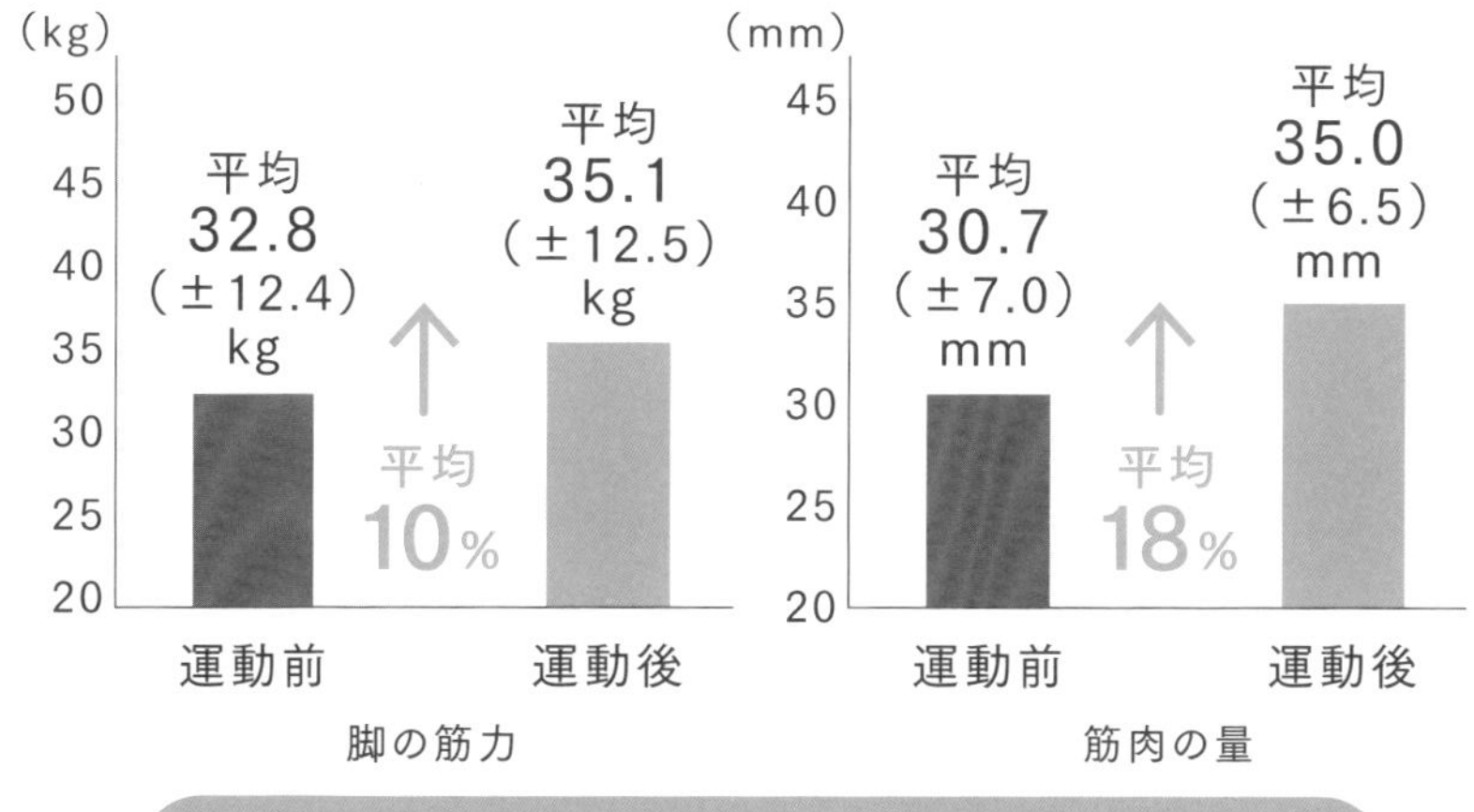

1週間のトレーニングにつき約1％筋力・筋肉量増加

10週間の筋トレの前後で、脚の筋力と筋肉量（筋肉の厚み）を比較したもの。トレーニング後には、筋力も筋肉量も増えていることが確認できる。筋力が増加した人の最高は、32.25kg→41.6kgで29％ものアップ。筋肉年齢が29歳も若返ったことに。出典：中村雅俊、未発表データ

高血圧、糖尿病、隠れ肥満……。筋力ダウンで生活習慣病リスクもアップ

加齢による筋肉の減少を、「サルコペニア（加齢性筋肉減弱症）」と呼びます。

歳を取っても適度な運動をしていれば、筋肉量は減るどころか、増やすことだって可能。ですから、厳密には、筋肉の減少は加齢＋運動不足で起こるのです。

現在、60～70代の5～13％、80代以降の11～50％がサルコペニアだと言われています。

サルコペニアに陥ると、筋力不足で思うように動けなくなります。動けないと筋肉への刺激が減りますから、筋力減少に一層拍車がかかります。悪循環です。

サルコペニアを放置していると、心身が疲れやすくなり、弱ってしまう「虚弱（フレイル）」という状態に陥ります。

サルコペニアからフレイルになると、転倒するリスクが男性で約3倍、女性で約1・5倍になるというデータがあります。

高齢者では骨が脆《もろ》く弱くなっているため、転倒で容易に骨折が起こります。転倒による骨折は要支援・要介護状態になる大きな引き金。そこから認知症に進むケースも少なくありません。

サルコペニアになると、高血圧、糖尿病、脂質異常症といった生活習慣病やメタボのリスクも上がります。その背景にあるのが、サルコペニアによる肥満。「サルコペニア肥満」とか「隠れ肥満」と呼ばれることもあります。

前述のように、筋肉は新陳代謝が活発であり、じっとしているときでも体温を保つために代謝活動を行っています。

安静時でも人間が生きるために行われている代謝活動を「基礎代謝」と呼びます。それは1日に消費しているエネルギー（カロリー）のおよそ60〜70％を占めます。その基礎代謝の20％ほどを担っているのが、筋肉による代謝活動です。

ですから、筋肉が減る→基礎代謝が落ちる→1日の消費エネルギーが減るという負のドミノ倒しが起こります。すると、食べすぎていなくても、無駄な贅肉（体脂肪）が増えて太ってきます。そもそも太るとは、単に体重が増えることではなく、体脂肪が溜まりすぎた状態。男女ともに、30代以降、肥満の人は増える傾向があります。太るかやせるかを決めているのは、食事による摂取エネルギーと、消費エネルギーのバランス。摂取エネルギーが変わらなくても、筋力と筋肉が減り消費エネルギーが落ち込むと、エネルギー収支が黒字になり、黒字分が体脂肪に変わって太りやすくなるのです。

サルコペニア肥満になり、体内に無駄な体脂肪が溜まりすぎると、血圧が上がったり、血糖値が上がって下がりにくくなったり、悪玉コレステロールが増えすぎたりします。それにより、メタボや生活習慣病のリスクが上がるのです。

「3秒筋トレ」で筋力が上がり筋肉が増えると、基礎代謝が上がり、余計な体脂肪が減ります。「3秒筋トレ」は、危険なサルコペニア肥満の解消にもひと役買ってくれるのです。

「ウォーキングしているから大丈夫」とは言えません

昔から「老化は足腰から」と言います。事実、筋肉は足腰から先に衰えやすいという特徴があります。なぜでしょうか？

その理由は、足腰の筋肉が大きくてそれだけ強いから。大きくて強い足腰の筋肉が衰えやすいなんて矛盾しているように聞こえますよね。でも、それは紛れもない事実。

筋肉を鍛える必須条件は、日頃加わっている以上の刺激を加えることです。

たとえば腕のような小さな筋肉は、買い物で荷物を持ったりするだけでも、十分な刺激となり、衰えが防げます。一方、足腰の筋肉は大きくて強いため、それだけ大きな刺激を与える必要があります。日常生活で大きな刺激を足腰に与えるのは難しいため、足腰は衰えやすいのです。

60代、70代の元気な方のなかには、「毎朝15分ウォーキングをしているから、筋トレなんて必要ないでしょ」とおっしゃる方もいます。

結論から先に言うと、**ウォーキングだけでは足腰は十分に鍛えられません。**大きくて強い足腰の筋肉は、散歩レベルのウォーキングで鍛えるのは難しいもの。ですから、ウォーキングをしている人も、ぜひ「3秒筋トレ」を行っていただきたいのです。

「3秒筋トレ」は、その名の通り、筋トレ。筋肉を鍛えるのが狙いです。一方、**ウォーキングのおもな狙いは、筋肉を鍛えることではありません。**

ウォーキングは、「有酸素運動（エアロビクス）」の代表選手。有酸素運動とは、息が軽く弾むような運動をリズミカルに続けるもので、酸素を介して無駄な体脂肪を燃やしたり、血液循環をよくしたりする作用があります。

もちろんあまり歩かない人と比べると、ウォーキングをしている人の足腰はそれなりに鍛えられていると言えるでしょう。でも、それだけでは不十分なのです。

せっかく習慣になっているウォーキングをやめる必要はありません。「3秒筋トレ」と並行して続けましょう。

ウォーキング＋「3秒筋トレ」＝鬼に金棒。合わせ技で無駄な体脂肪をメラメラ燃やし、筋力アップでサルコペニア肥満の予防・解消につなげてください。

「3秒筋トレ」体験者レポート

ここで、私が住む佐賀県で行っている体操教室で、「3秒筋トレ」を実践してもらった体験者の声をご紹介します。この体操教室は、「運動が大事なのはわかっているけれど、ハードルが高いし、続かない」という方々にも気軽に運動に取り組んでもらうことを目的として開いているもの。

「3秒筋トレ」を始める前と、この体操教室で学んだことを日々実践してもらった10週間後のカラダを比較したデータを見ても、その効果は明らか。普段は運動習慣のなかった60～80代の方々も、わずか10週間で、筋肉量（筋肉の厚み）や下肢筋力、歩くスピード、握力までアップ。血圧も下がるという結果が得られています。

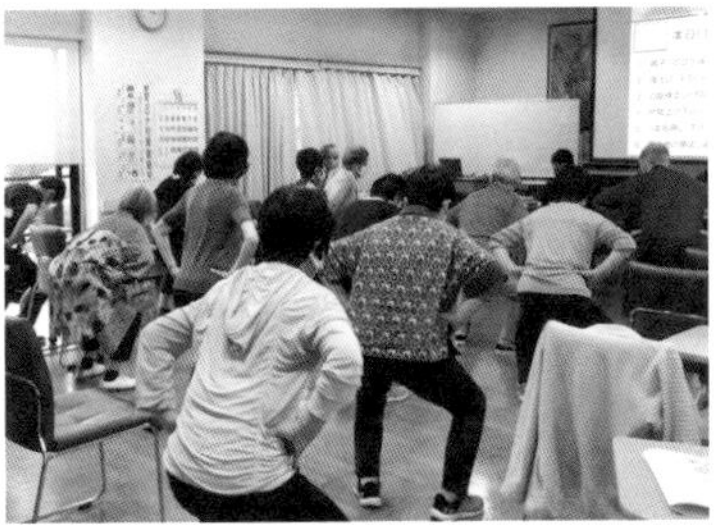

佐賀県太良町にて、著者が指導する「3秒筋トレ体操教室」。60～80代の方々が、「椅子座り」「かかと下ろし」など、3秒筋トレの基本種目に取り組んでいる。

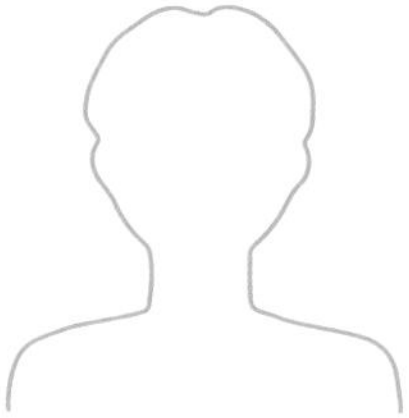

K. Tさん（70代男性）

血圧（上）：
137 mmHg→123 mmHg

握力：
36.0 kg→39.6 kg

下肢筋力：
46.65 kg→53.6 kg
（14.9％増加）

筋肉の厚み：
3.45 cm→3.92 cm
（13.7％増加）

歩くスピード：
1.81 m/s→1.92 m/s

運動自体がそこまでハードではないので、「本当に効果があるんだろうか」と思うこともあったけれど、気がつけば体が疲れにくくなっているし、「よっこいしょ」と言うことも減っているのにふと気づき、効果を実感しました。

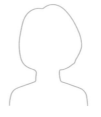

Y. Kさん（60代女性）

血圧（上）：
136 mmHg→112 mmHg

握力：
27.2 kg→31 kg

下肢筋力：
32.25 kg→41.6 kg
（29.0％増加）

筋肉の厚み：
4.03 cm→4.89 cm
（21.3％増加）

歩くスピード：
1.47 m/s→1.58 m/s

筋力がついた結果だと思うけれど、日常生活でいろいろなことが楽に。たとえば、料理や掃除、お風呂掃除などが楽にできるようになったので、面倒だと思っていた家事が楽しくできるようになりました。

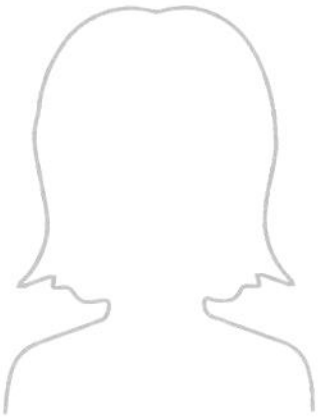

M. T さん（70代女性）

血圧（上）：
145 mmHg→118 mmHg

握力：
21.5 kg→25.7 kg

下肢筋力：
30.8 kg→34.5 kg
（12.0％増加）

筋肉の厚み：
2.81 cm→3.32 cm
（18.1％増加）

歩くスピード：
1.46 m/s→1.63 m/s

元気が増えてきた気がして、外出が前よりも億劫ではなくなりました。「どんどん外出しよう！」と、気持ちの面でもアクティブ、ポジティブに。体を動かすことが自然と習慣になったのを実感しています。

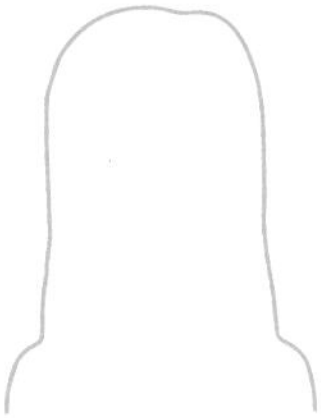

M.K さん（70代女性）

血圧（上）：
160 mmHg→124 mmHg

握力：
23 kg→26 kg

下肢筋力：
31 kg→36.3 kg
（17.1％増加）

筋肉の厚み：
3.74 cm→3.97 cm
（6.1％増加）

歩くスピード：
1.09 m/s→1.24 m/s

以前は外出時、階段を使ったり荷物を持つことを避けていましたが、今は気にせず階段を使ったり、買い物で荷物を持つことが苦にならなくなったりしています。

知っていますか？ 筋肉と筋力の違い

年配の方々に「筋トレをしてくださいね」とオススメすると、「先生、いまさらムキムキになりたくないから、筋トレなんてしませんよ～」とおっしゃる方もいます。けれど**筋トレ＝筋肉ムキムキというのは大いなる誤解。**

もちろん、ボディビルダーが好むようなハードな筋トレをすれば、筋肉ムキムキになれるでしょう。でも、それと「3秒筋トレ」はまったく別物、筋肉ムキムキになることはありません。なぜなら**「3秒筋トレ」は高齢者でも簡単にできる軽い運動であり、その主眼は筋肉を大きくすることではなく、筋力をアップさせる点にあるから。**

筋肉ムキムキになりたいという高齢者がいてもいいのですが（事実、80代のボディビルダーもいらっしゃいます）、多くの高齢者にとって何よりも大切なのは、日常生活を不自由なく送り、自らの足腰で好きなところへ自在に行ける筋力を保つことでしょう。そこで役立つのが「3秒筋トレ」なのです。

基本的に筋肉の断面積と筋力は比例しています。大きな筋肉ほど大きな力が出せる一方で、小さな筋肉は小さな力しか出せません。

ただし、〝筋肉〟と〝筋力〟は、厳密には同じものではありません。事実、「3秒筋トレ」では筋肉はそれほど大きくならないのに（多少は大きくなりますが）、それを上回る筋力の向上が見受けられます。なぜでしょうか？

カラダを動かすための筋肉（骨格筋）は、脳からの指示を伝える運動神経によって動きがコントロールされています。運動不足だと、この脳～運動神経～筋肉という連絡が途切れ途切れになりがち。電波の悪いところでスマホでの通話が途切れるのと似ています。

一方「3秒筋トレ」をすると、脳～運動神経～筋肉の連絡が向上。筋肉の機能が上がり、それだけ筋力もアップするのです。電波状況が改善してスマホがよりサクサク使えるようになるようなものです。

しかも、筋肉が大きくなるより、筋力の向上のほうが早く起こります。「3秒筋トレ」の成果はそれだけ自覚しやすく、運動を続ける意欲も高まりやすいでしょう。

膝や股関節に不安のある方こそ、「3秒筋トレ」

歳を重ねて足腰が衰えるにつれて、多くの方が膝や股関節に違和感や痛みを抱えるようになります。こうした違和感や痛みの背景にあるのは、関節でクッションの役割を果たしている軟骨が少しずつすり減り、変形してくること。

なかでも、膝の軟骨がすり減って起こる「変形性膝関節症」は、日本では潜在的な患者さんを含めるとおよそ３０００万人になるとも言われる国民病。その初期では、歩き始めや立ち上がるときに軽い痛みがあり、やがて階段の上り下りや正座が困難になります。

膝や股関節に違和感や痛みがある人は、整形外科で専門医の診断を仰いでください。診断の結果、手術などの治療が求められる場合もありますが、軽症の段階では膝や股関節の負担を減らすための「運動療法」が推奨されるでしょう。

膝や股関節の負担を減らす運動療法のターゲットとなるのは、太もも前側の大腿《だいたい》四《し》頭筋《とうきん》という筋肉。股関節の「変形性股関節症」では、大腿四頭筋に加えて、太もも後ろ側のハムストリングス、お尻の大臀筋《だいでんきん》といった筋肉も運動療法のターゲットとなります。

こうした筋肉を鍛えて関節を守ってくれるのが、他ならぬ「3秒筋トレ」。本書では、全部で10種類の「3秒筋トレ」を紹介しています（第2章参照）。

なかでも基本のキとなるのが、「椅子座り」と「かかと下ろし」。

このうち「椅子座り」では太もも前側の大腿四頭筋、太もも後ろ側のハムストリングス、お尻の大臀筋、「かかと下ろし」ではふくらはぎの下腿三頭筋《かたいさんとうきん》が鍛えられます。下腿三頭筋は歩くために不可欠であり、血液循環をよくする手助けもしてくれます。この2種目だけで足腰が丸ごと強化されるので、膝や股関節に関する違和感や痛みは少しずつ軽くなるはずです。

現在は自覚症状がなくても、加齢とともに関節の軟骨はだんだん減っていきます。〝転ばぬ先の杖〟で「3秒筋トレ」の基本2種目を行い、太もも前側の大腿四頭筋、太もも後ろ側のハムストリングス、お尻の大臀筋、ふくらはぎの下腿三頭筋といった筋力を高めておきましょう。それにより将来の変形性膝関節症、変形性股関節症などのトラブル発生のリスクを下げることにつながるでしょう。

「ゆっくり下ろす」のが筋力アップによい理由

たった3秒で効かせる「3秒筋トレ」のコツは、とにかく3秒かけて「ゆっくり下ろす」こと。「ゆっくり下ろす」ほうが筋力はアップしやすいからです。

私が「ゆっくり下ろす」ことに目を向けたのは、筋トレのハードルを下げるため。

筋トレには、大きく2つのプロセスがあります。たとえば、「3秒筋トレ」の基本種目である「椅子座り」なら、❶座面にお尻を下ろす→❷立ち上がるという2つです。

専門的には、この2つのプロセスは次のように整理されています（左写真参照）。

❶ 座面にお尻を下ろす＝**エキセントリック運動**（筋肉が伸ばされながら力を発揮する運動）

❷ 立ち上がる＝**コンセントリック運動**（筋肉が縮みながら力を発揮する運動）

筋トレのハードルを下げるため、私は2つのプロセスを1つ省略し、1つだけにできないかと考えました。エキセントリック運動だけ、あるいはコンセントリック運動だけで、筋力アップできないかを検証してみたのです。

調べてみると、エキセントリック運動のほうが、コンセントリック運動より、筋力がアップしやすいというエビデンス（科学的な証拠。32ページグラフ参照）が見つかりました。

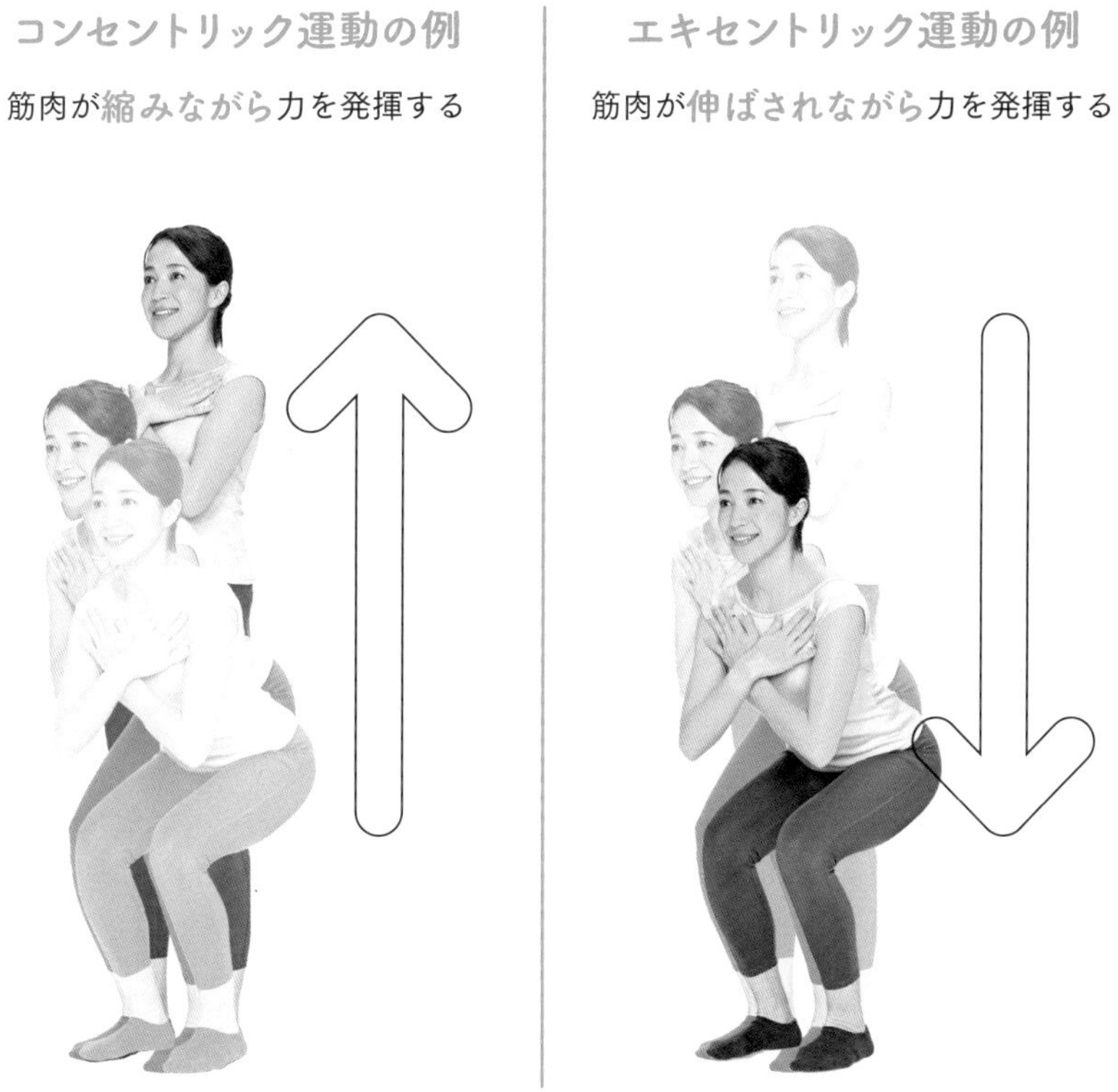
コンセントリック運動の例
筋肉が縮みながら力を発揮する
エキセントリック運動の例
筋肉が伸ばされながら力を発揮する

エキセントリック運動のみとコンセントリック運動のみの効果比較

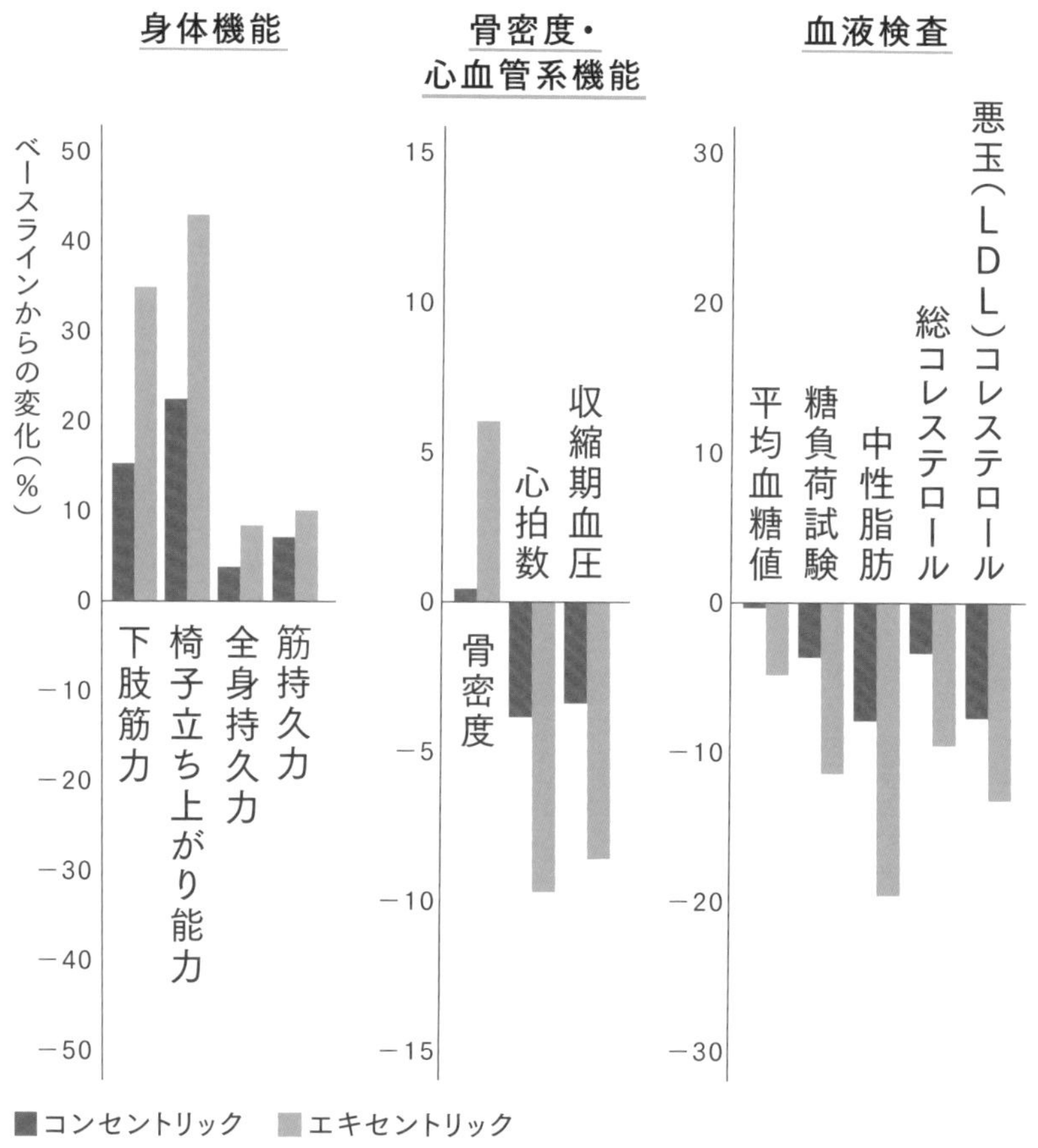

肥満の高齢女性30名(60〜82歳)を対象として、階段を下りるだけのエキセントリック運動をするグループと、階段を上るだけのコンセントリック運動をするグループにわけて、それぞれ週2回・12週間実施してもらった。すると、エキセントリック運動のみのほうがコンセントリック運動のみよりも、下肢筋力、椅子立ち上がり能力がより高まり、筋力が効率的にアップしていた。この他、エキセントリック運動のみのほうが、骨密度が高まり、心拍数や収縮期血圧が下がり、血中の中性脂肪や悪玉コレステロールの値も下がっていた。
出典：Chen et al. Med Sci Sport Exerc. 2017

さらに、エキセントリック運動のほうがコンセントリック運動よりも、骨密度が高まり、血圧（収縮期血圧、上の血圧）、血糖値（平均血糖値、糖負荷試験）、脂質異常症（中性脂肪、悪玉コレステロール）に関する数値も、改善していることがわかりました。エキセントリック運動の効果は、筋力アップのみに留まらないのです。

私たちの研究室でも、学生に協力を仰いで実験してみたところ、筋力アップに関してはエキセントリック運動がより重要であり、コンセントリック運動はあってもなくてもよいという思わぬ結果が得られました。

エキセントリック運動とコンセントリック運動はコインの裏表のようなもの。椅子にゆっくり座るためには、立ち上がらなければなりません。しかし、「ゆっくり下ろす」でエキセントリック運動を丁寧にじっくりゆっくり行い、「立ち上がる」というコンセントリック運動はさっと済ませても（何なら立ち上がるときは手を膝についてサポートしても）、筋力アップは望めるのです。

なぜエキセントリック運動のほうが、筋力アップしやすいのでしょうか。

理由は、働く筋線維の性質の違いにあります。

前述のように、筋肉は無数の筋線維を束ねたもの。その筋線維には速筋線維と遅筋線維という2つのタイプがあります。

速筋線維はパワーがあり、瞬発的に働くのが得意。遅筋線維はパワーに乏しい反面、スタミナがあって粘り強く長く働くのが得意です。

エキセントリック運動で優先的に使われるのは、よりパワフルな速筋線維。ですから、**エキセントリック運動のほうが筋力はアップしやすい**のです。そして、速筋線維は大きくなりやすい（筋肥大しやすい）という特徴があるため、**エキセントリック運動を続けているとやがて筋肉全体が大きく太くなります。**

「3秒筋トレ」が「ゆっくり下ろす」ことを重視するのは、エキセントリック運動をゆっくりじっくり丁寧に行うため。すると速筋線維が効果的に刺激できるため、高齢者でも筋力アップが望めるのです（ちなみにウォーキングでメインに働くのは遅筋線維です）。

速筋線維はパワフルで力持ちですから、速筋線維を優先的に使うエキセントリック運動は疲れにくいという特徴があります。「3秒筋トレ」が疲れにくいのも、エキセントリック運動がメインだから。**疲れにくいから、ラクに誰でも続けやすいのです。**

「3秒筋トレ」は、なぜ3秒で効くのでしょうか？

この章の最後に、なぜ「3秒筋トレ」は「3秒」で効くのかを種明かししましょう。

「ゆっくり下ろす」で筋トレがラクになり、運動のハードルを1つ下げられました。さらにハードルを下げるために私たちが取り組んだ研究が、筋トレの時間をどこまで短くできるか。「時間がない」を言い訳に、筋トレをしない人があまりに多いからです。

まず、過去の文献を調べてみると、1950年代にドイツのテオドール・ヘッティンガー博士が「たった1回6秒で効く筋トレ」を報告していました。この「6秒筋トレ」のコツは、「ゆっくり下ろす」のではなく、筋肉の長さを変えずに全力を出すこと。たとえば、両手のひらを胸の前で合わせ、左右から全力で押し合うような動きです。これを専門的には「アイソメトリクス運動」と呼びます。

でも、「〝時間がない〟が口グセになっているタイプは、1回6秒でもおそらくやってくれないだろうな」と私は直感しました。そこで考えたのです。「6秒の半分の3秒なら、やってくれる人は少しでも増えるのではないだろうか？」と。3秒でも効くのではないかというのは、いわば研究者としてのカン。でも、検証してみると、これが大当たりだったのです。学生たちに**全力で「ゆっくり下ろす」を3秒かけて1回だけやってもらったところ、1ヵ月で筋力が最大12％アップすることがわかりました。**

2022年、その結果を英語で論文にまとめて発表。「3秒×1回で効く」というユニークな結果が注目を集め、**アメリカを代表する日刊紙『ニューヨーク・タイムズ』にも取り上げられる**など、さまざまな好意的な反響を得ることができたのです。

若い学生なら全力で「ゆっくり下ろす」運動も難なくこなせますが、高齢者にたった1回でも全力で筋トレをやってもらうのは安全面で不安があります。

そこで全力ではなく、3秒かけて「ゆっくり下ろす」だけの運動なら、何回繰り返せばいいのかを調べてみました。すると**10回繰り返せば、全力でなくても筋力がアップすることが確かめられたのです。**

こうしてできあがったのが「3秒筋トレ」。3秒かけて「ゆっくり下ろす」運動を10回繰り返す。これを週3回以上行う、という〝勝利の方程式〟が見つかったのです。

第2章

基本の「3秒筋トレ」

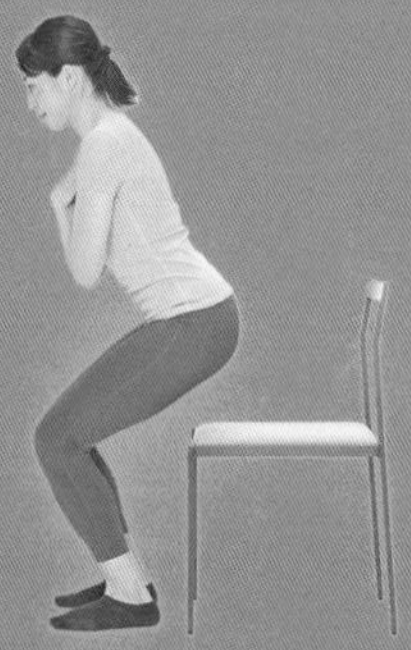

「1」で少し下ろし、「2、3、4、5」で丁寧に下ろします

ここからいよいよ、「3秒筋トレ」の基本種目を紹介します。全10種目ありますが、最初からすべてやらなくてもOKです。

まず、取り組んでほしいのは、1の「椅子座り」と2の「かかと下ろし」。この2種目で、運動不足や加齢などで衰えやすい足腰（太もも前側、太もも後ろ側、お尻、ふくらはぎ）の筋肉が刺激できて筋力アップが望めます。筋肉のおよそ3分の2は下半身に集まっていますから、この2種目のみで全身の筋肉の3分の2前後が鍛えられるのです。

2種目で所要時間は3分程度。これを1〜2日おきに週3回以上行うことを最初の目標にしてください。そして余力があれば、他の8種目にも取り組むようにしましょう。

「3秒筋トレ」でもっとも大切なのは、**3秒かけてじっくり丁寧に「ゆっくり下ろす」こと。**でも、タイマーを使わず頭のなかで3秒をカウントするだけだと、意外と3秒未満だった、ということが珍しくありません。

そこで私がオススメしているのは、「1、2、3、4、5」とゆっくり5つ数えること。これでだいたい3秒になるのです。

もう1つ意識してもらいたいのは、**「ゆっくり下ろす」後半に、より時間をかけることです。**

やってみるとわかりますが、「ゆっくり下ろす」後半ほどしんどいもの。私が体験者に「ゆっくり5つ数えながら下ろしてください」とアドバイスしても、「ゆっくり下ろす」前半で「1、2、3……」とカウントを稼いで、いちばん丁寧に行ってほしい「ゆっくり下ろす」後半は「4、5」と手を抜く方が大半。それでは「3秒筋トレ」の効果は半減します。

「1」である程度下ろしてから、そこから先は「2、3、4、5」と丁寧に下ろすように心がけてください。呼吸を止めると血圧が上がりやすいので、頭のなかでカウントするのではなく、「1、2、3、4、5」と口に出して数えながら、呼吸をゆったり続けましょう。

これを2ヵ月半（10週間）以上続けることができたら、加齢や運動不足などによる筋力低下にストップがかけられるだけではなく、筋力をアップさせて健康寿命を延ばすことも可能になるのです。

＊「3秒筋トレ」各種目の動きは、動画で確認することができます。各種目名の下にあるQRコードをスマホやタブレットで読み取って動画を再生してください。

06 「ゆっくり下ろす」後半は、「2、3、4、5」でじっくり丁寧に下ろす。

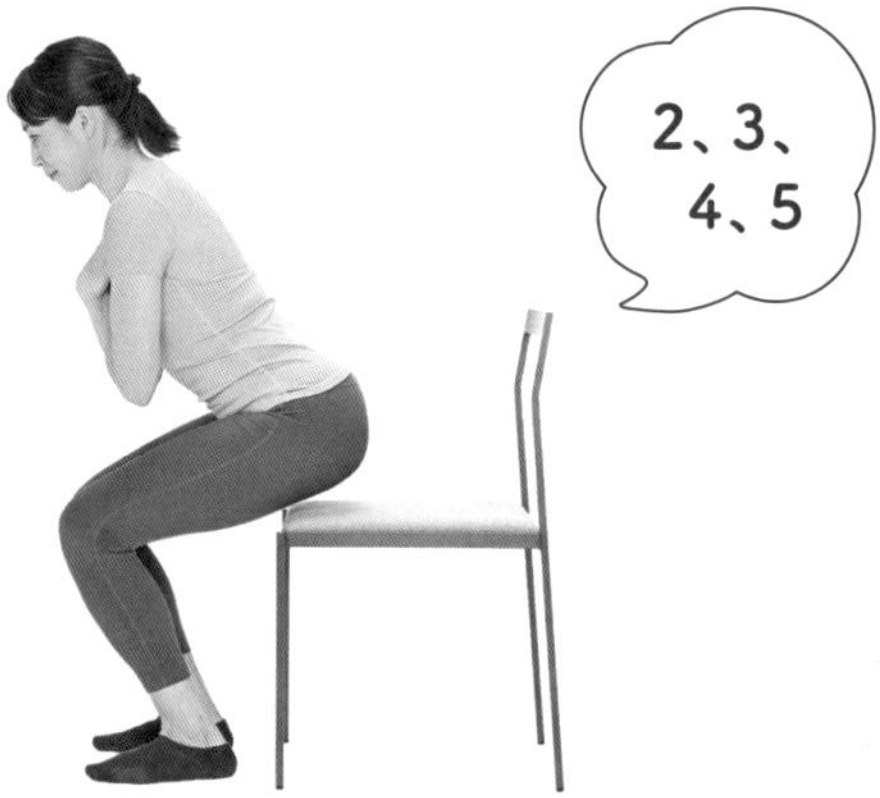

07 呼吸を止めないようにする。

08 つらいと感じたら無理しない。

「レベルダウン」のやり方を紹介している種目は、試してみてつらかったらそちらでもOK。逆にラクにできるようなら「レベルアップ」に挑戦を。

09 1〜2日おきに週3回以上続ける。

10 まずは2ヵ月半（10週間）以上続けることを目標にする。

「3秒筋トレ」の基本ルール

01 食卓用などの椅子を用意。

座ったとき、膝が90度くらいに曲がる高さのものがオススメ。キャスターなしで、ぐらつかないものを選ぶこと。

02 10種目中、1の「椅子座り」と2の「かかと下ろし」の2種目を優先的に行う。

03 他の8種目は、余力があれば行う。

04 3秒になるように、「1、2、3、4、5」と口に出してカウント。

05 「ゆっくり下ろす」前半は、
「1」ですっと下ろす。

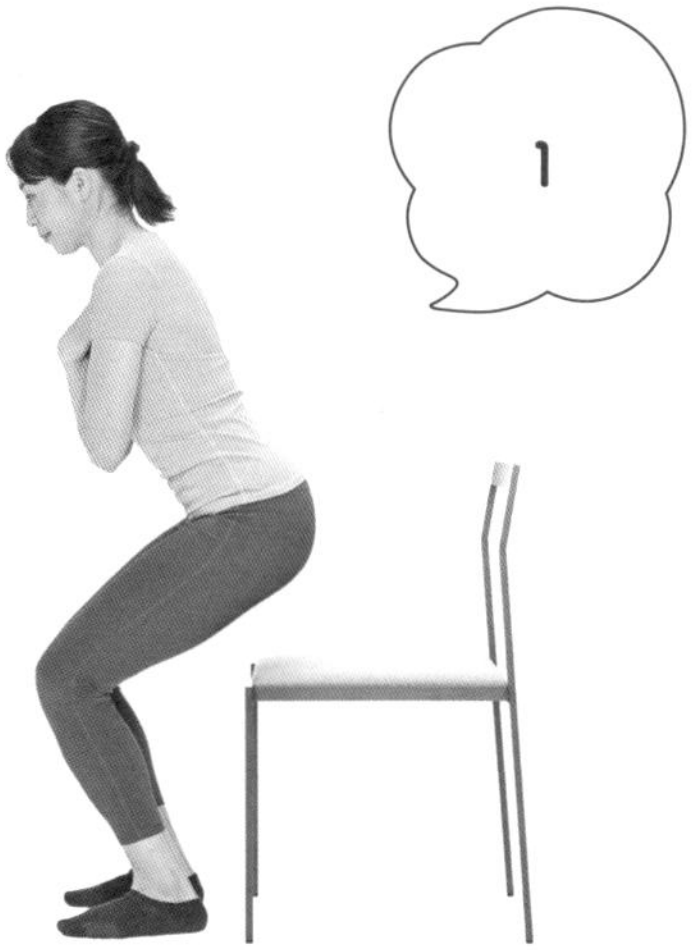

3秒筋トレ

1 椅子座り

動画はこちらから

鍛えられる部位
太もも前側
（大腿四頭筋）、
太もも後ろ側
（ハムストリングス）、
お尻（大臀筋）

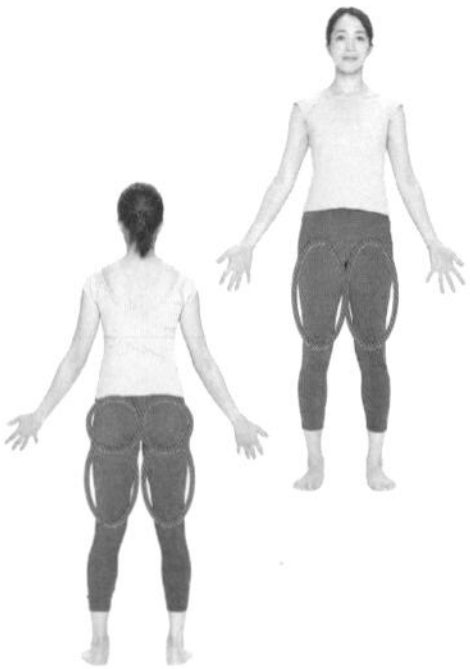

1セット ×10回

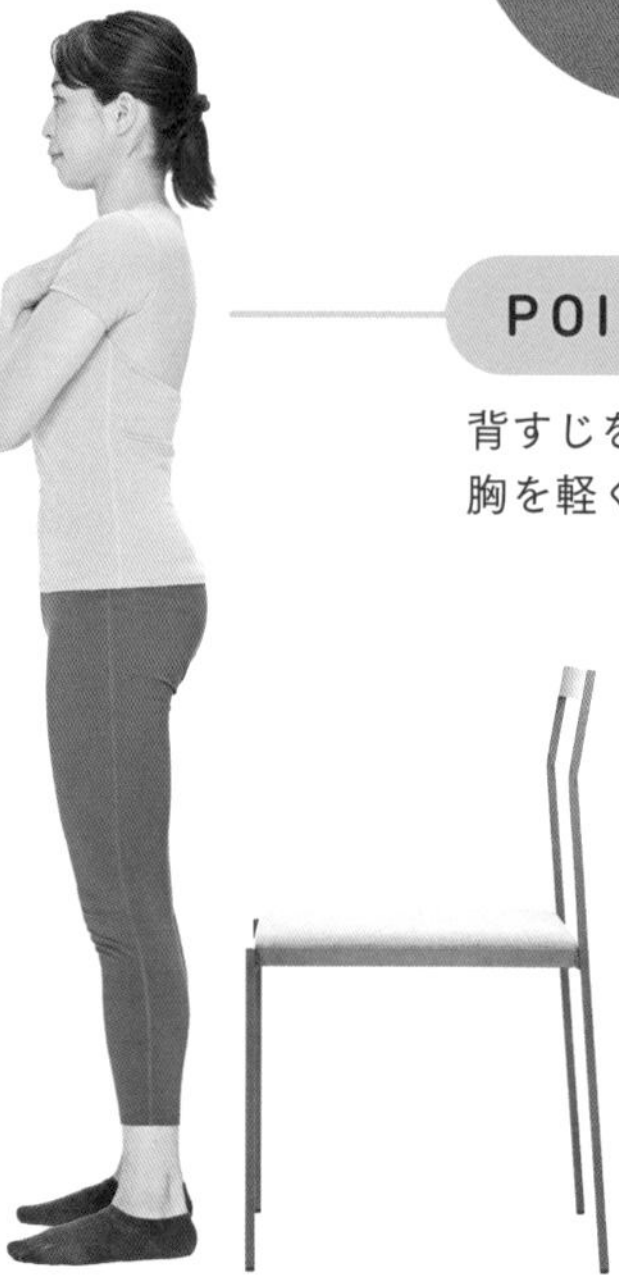

POINT

背すじを伸ばし、
胸を軽く引き上げる

椅子から少し離れて、両足を
腰幅に開いてまっすぐ立つ。
両腕を胸で組む。

膝が痛い人は

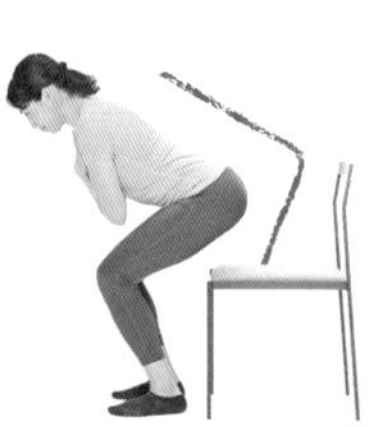

膝の負担を減らすコツは、股関節を深く曲げること。深くお辞儀をするように上体を倒し、股関節を曲げて行うと、膝に痛みを感じずに行える（それでも痛みがある人は運動を中止して、整形外科を受診すること）。

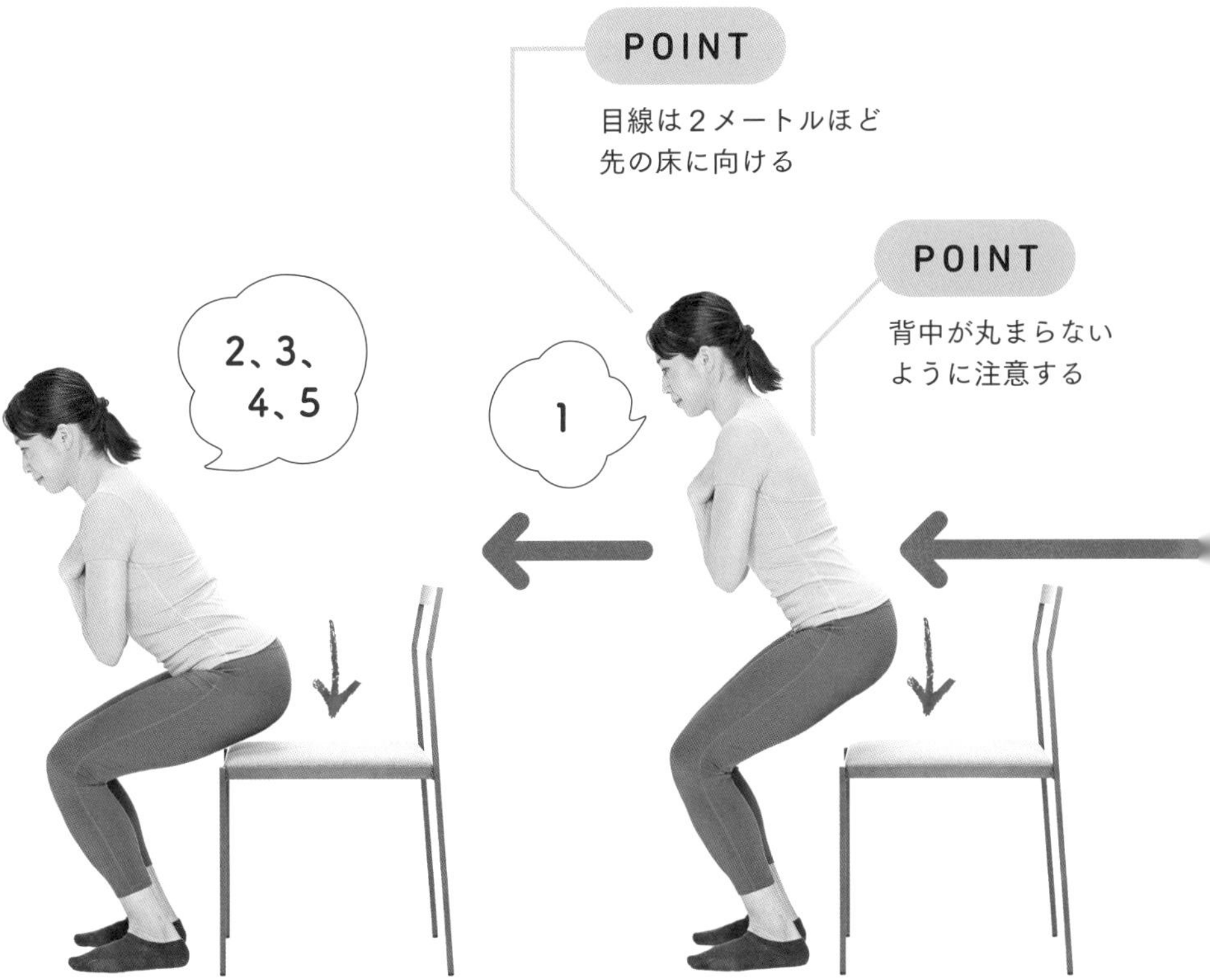
POINT
目線は2メートルほど
先の床に向ける
POINT
背中が丸まらない
ように注意する
1
2、3、
4、5

「1」と声に出して
カウントしながら、
膝が90度ほど曲がる
ところまでお尻を下ろす。

「2、3、4、5」と声に出して
カウントしながら、お尻をゆっくり
座面すれすれまで近づける。
お尻が座面についたら最初に戻り
同じように繰り返す。

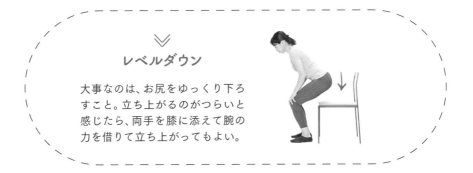

レベルダウン

大事なのは、お尻をゆっくり下ろすこと。立ち上がるのがつらいと感じたら、両手を膝に添えて腕の力を借りて立ち上がってもよい。

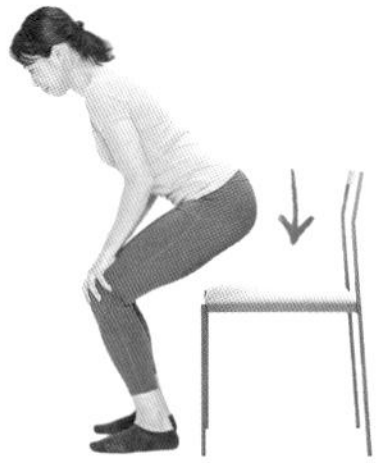

3秒筋トレ

2 かかと下ろし

動画はこちらから

鍛えられる部位
ふくらはぎ
（下腿三頭筋）

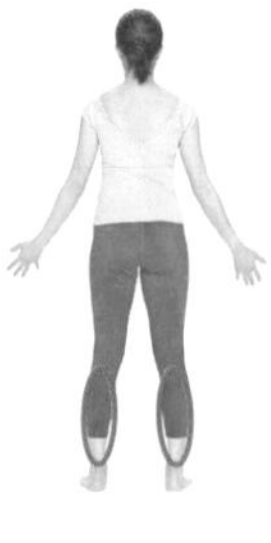

1セット×10回

準備

椅子の後ろに、両足を腰幅に開いてまっすぐ立つ。背もたれに両手を添える。

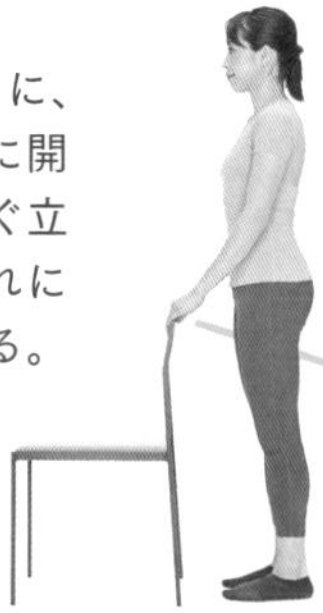

POINT
背もたれに
両手を添えて
バランスを取る

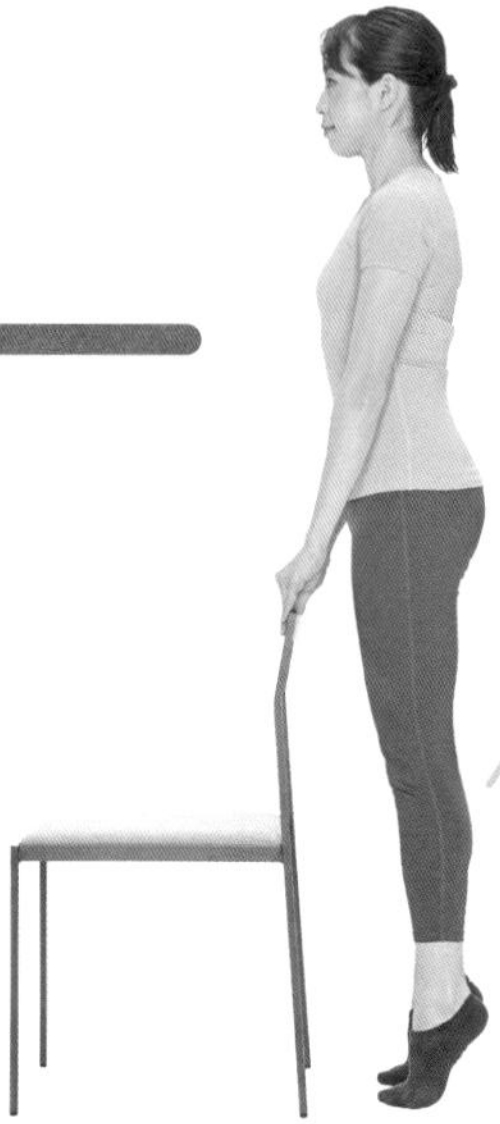

POINT
膝はしっかり
伸ばして曲げない

かかとをできるだけ
高く引き上げ、
つま先立ちになる。

レベルアップ

10回がラクにできるようになったら、かかとを引き上げるときは両足でつま先立ちになり、かかとを下ろすときは片膝を曲げて片脚立ちになり、片脚でかかとをゆっくり下ろす。

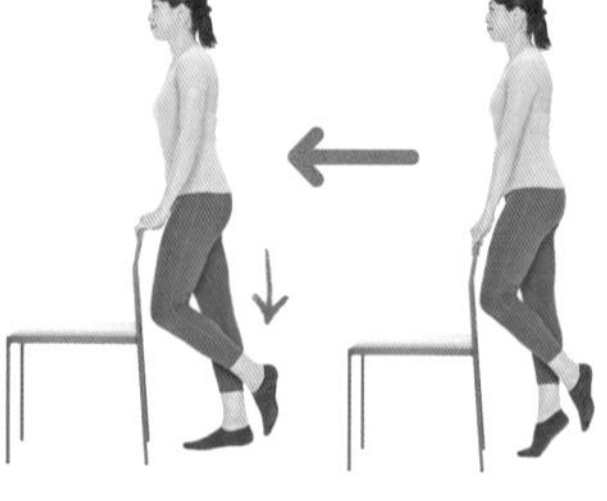

「2、3、4、5」と
声に出してカウントしながら、
かかとをゆっくり
床すれすれまで近づける。
かかとが床についたら、
最初に戻り、
同じように繰り返す。

「1」と声に出して
カウントしながら、
かかとを真ん中あたり
まで下ろす。

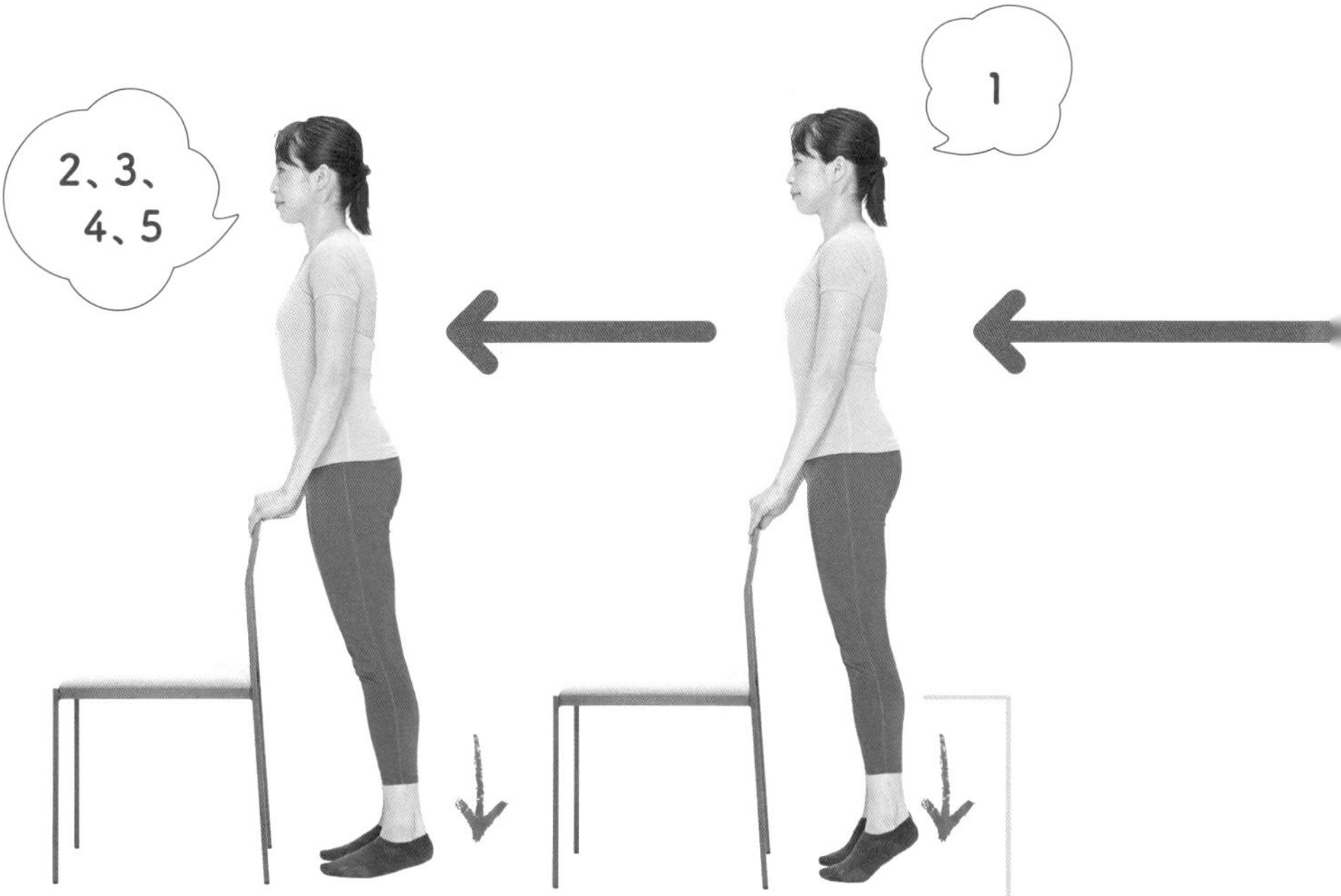

POINT

ふくらはぎに
体重がかかっている
ことを感じながら、
かかとを下ろす

3秒筋トレ

3 片膝下ろし

動画はこちらから

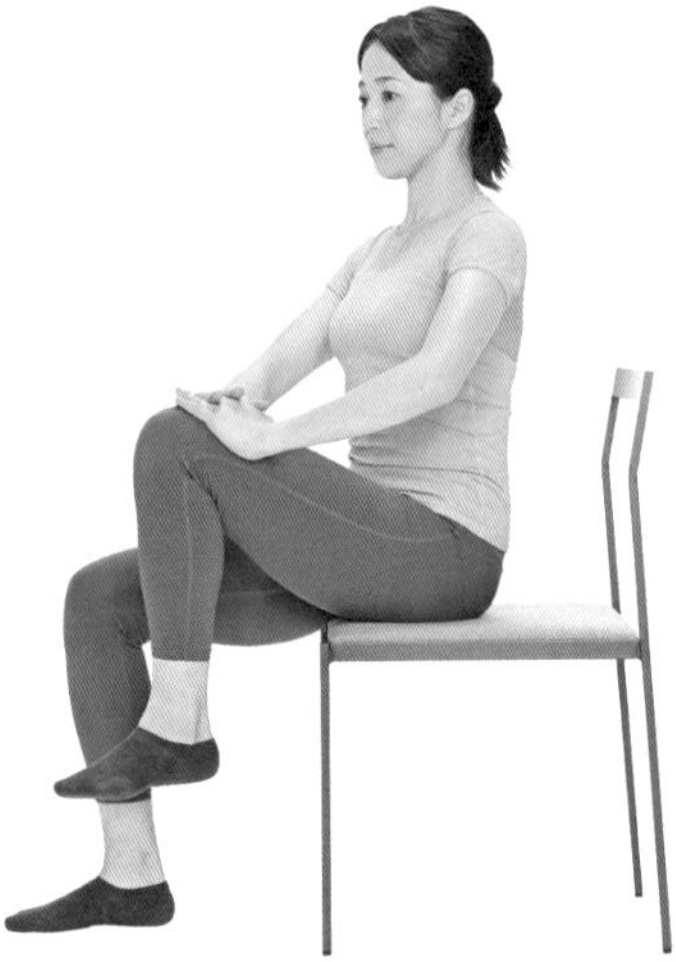

椅子に浅く座り、
左膝をへその高さまで
（少なくとも股関節よりも高く）
引き上げる。
両手を組み、左膝に置く。

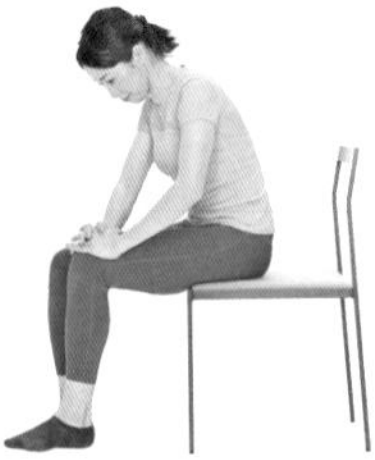

NG

上体が前に倒れると、その分だけ股関節が動かなくなり、筋肉がうまく刺激できない。

鍛えられる部位
股関節
（腸腰筋）

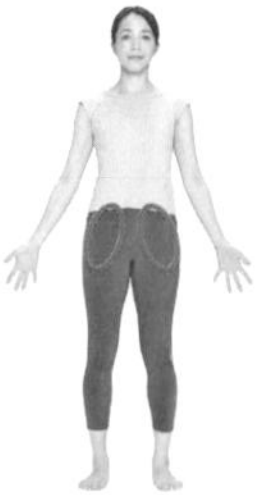

POINT

上体はつねに
床と垂直に
保っておく

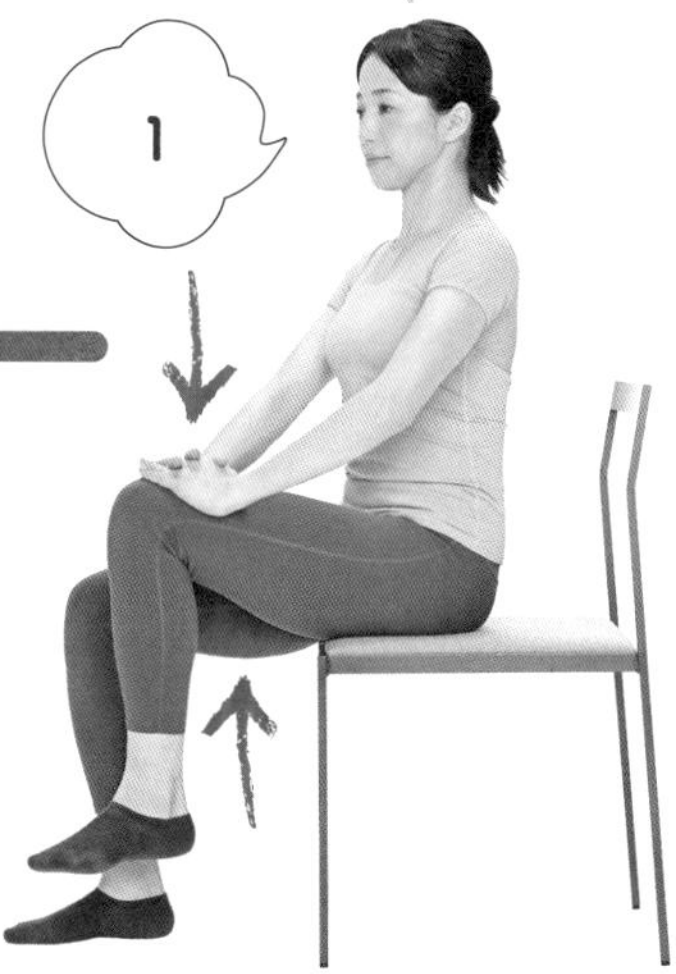

「1」と声に出して
カウントしながら、
両手で左膝を押す。
押す力に抵抗しながら、
左膝を
ゆっくり下ろしていく。

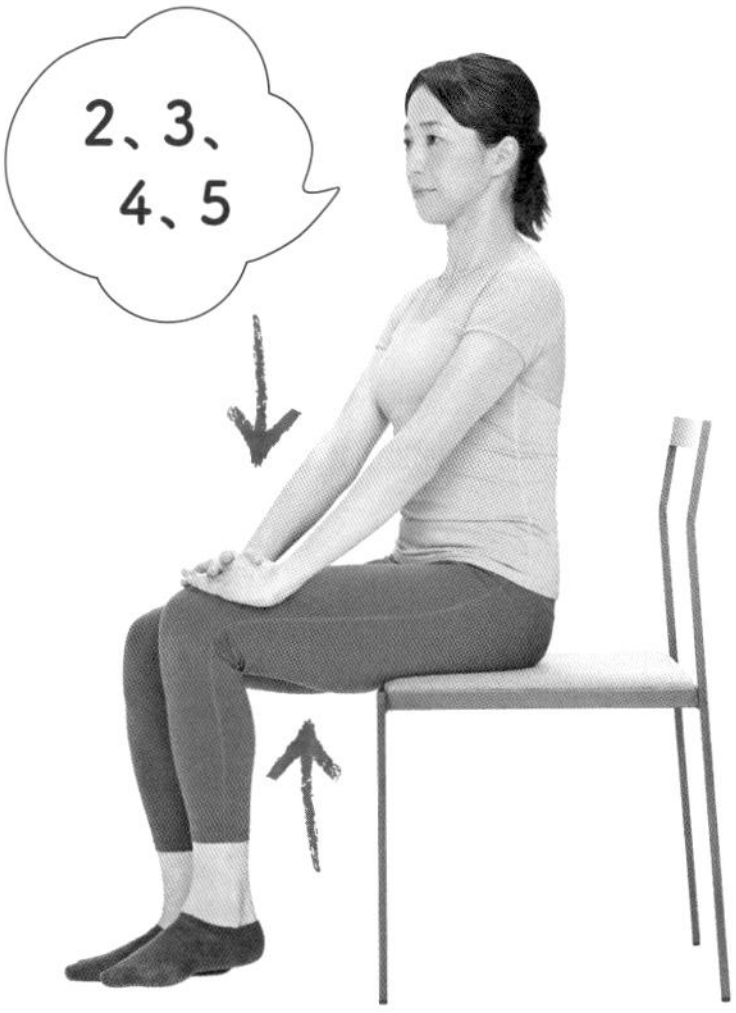

「2、3、4、5」と声に出して
カウントしながら、両手で左膝を
さらに押す。押す力に抵抗しながら、
かかとが床につくすれすれまで
左膝を下ろす。
片側が10回終わったら、
反対側も同じように行う。

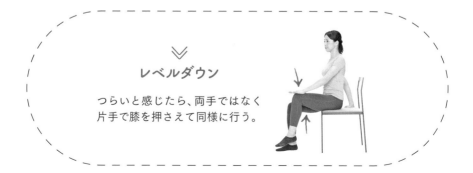

レベルダウン

つらいと感じたら、両手ではなく
片手で膝を押さえて同様に行う。

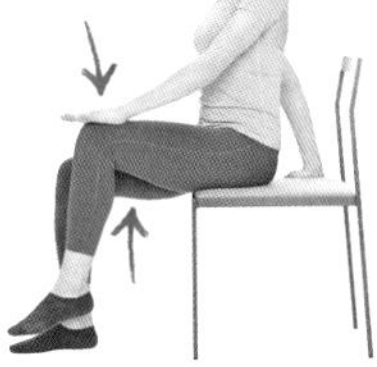

3秒筋トレ

4 大股でお尻下げ

動画はこちらから

鍛えられる部位
太もも前側
（大腿四頭筋）、
お尻（大臀筋）

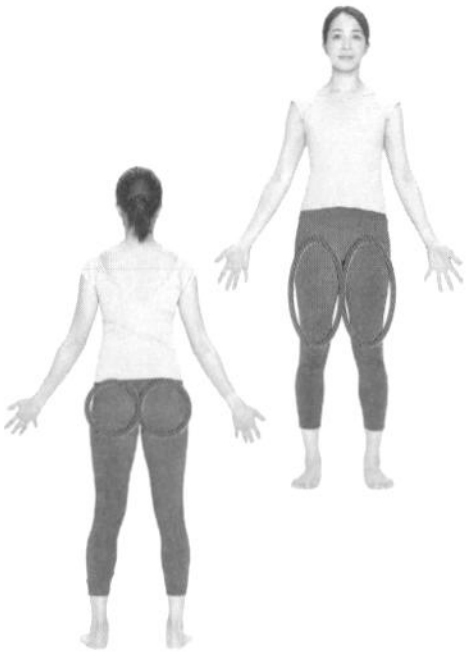

1セット×左右各10回

両足を腰幅に開いて
まっすぐ立つ。
両腕を胸で組む。

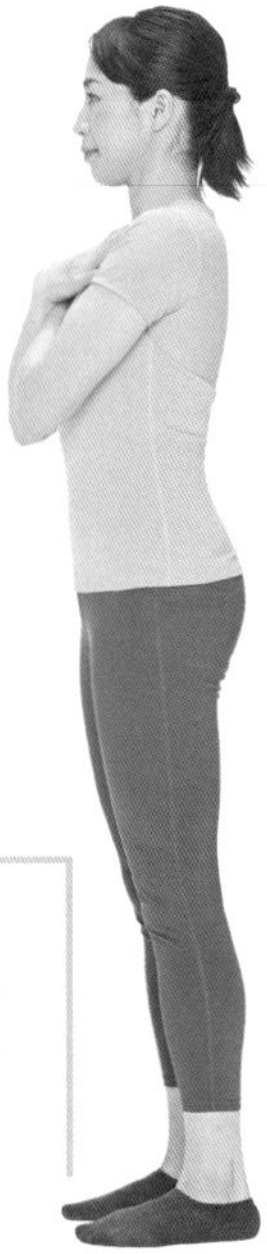

POINT
つま先を開かず、
平行に揃えておく

レベルダウン

つらいと感じたら、
踏み出す歩幅を狭くして
同様に行う。

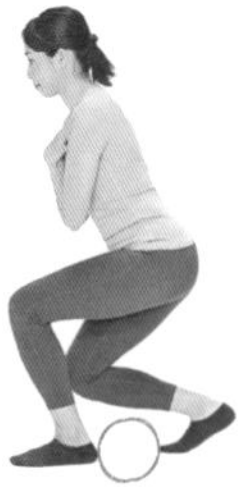

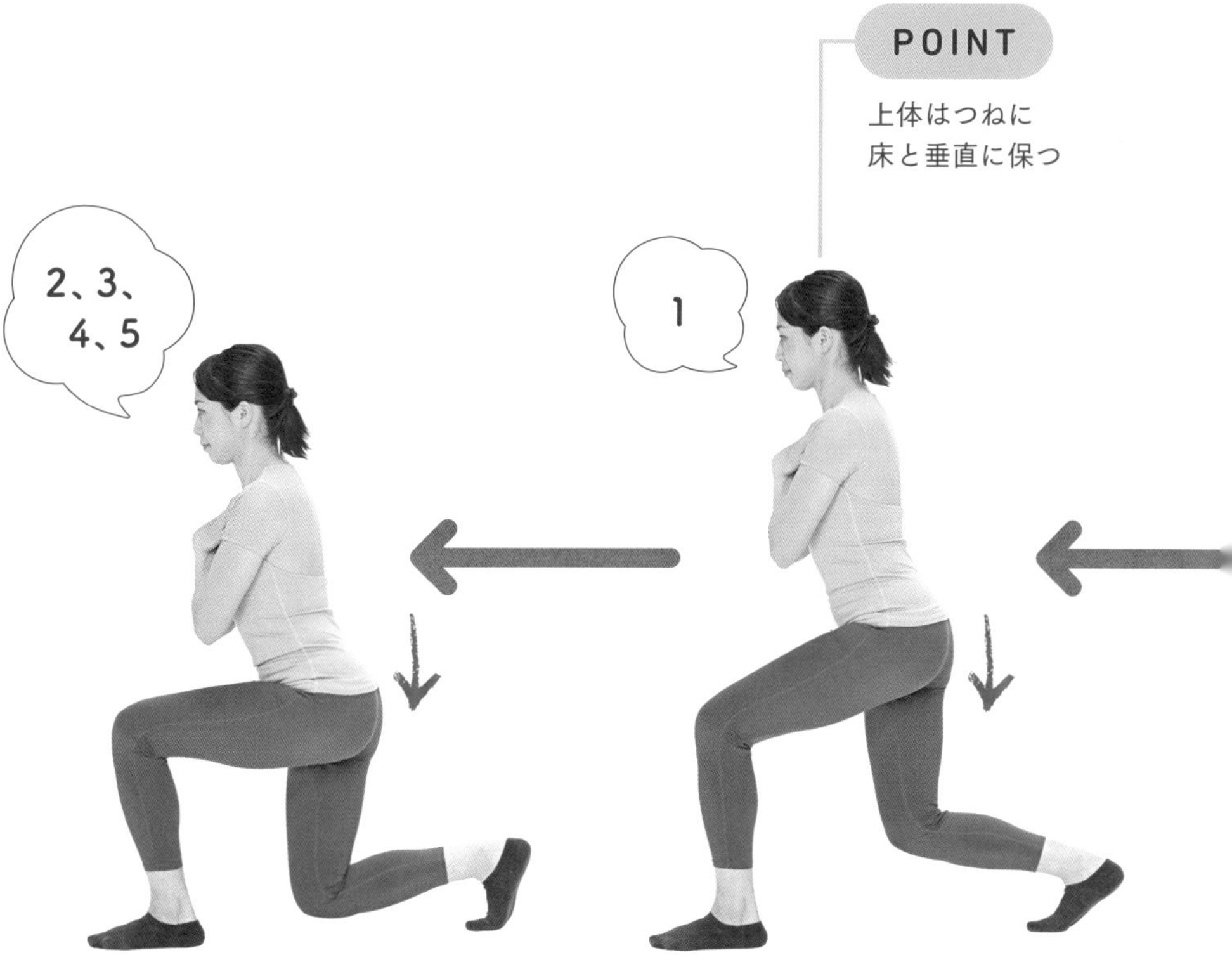
POINT
上体はつねに
床と垂直に保つ
1
2、3、
4、5

左脚を大きく前に踏み出し、
「1」と声に出して
カウントしながら、
前後の膝が90度ほど
曲がるまでお尻を下ろして
しゃがむ。

「2、3、4、5」と声に出して
カウントしながら、
右膝が床につくすれすれまで
お尻を下ろして深くしゃがむ。
片側が10回終わったら、
反対側も同じように行う。

3秒筋トレ

5 片脚下げ

動画はこちらから

1セット × 左右各10回

椅子の後ろに、
両足を腰幅に開いて
まっすぐ立つ。
背もたれに両手を添える。
伸ばした左脚を
45度ほど引き上げる。

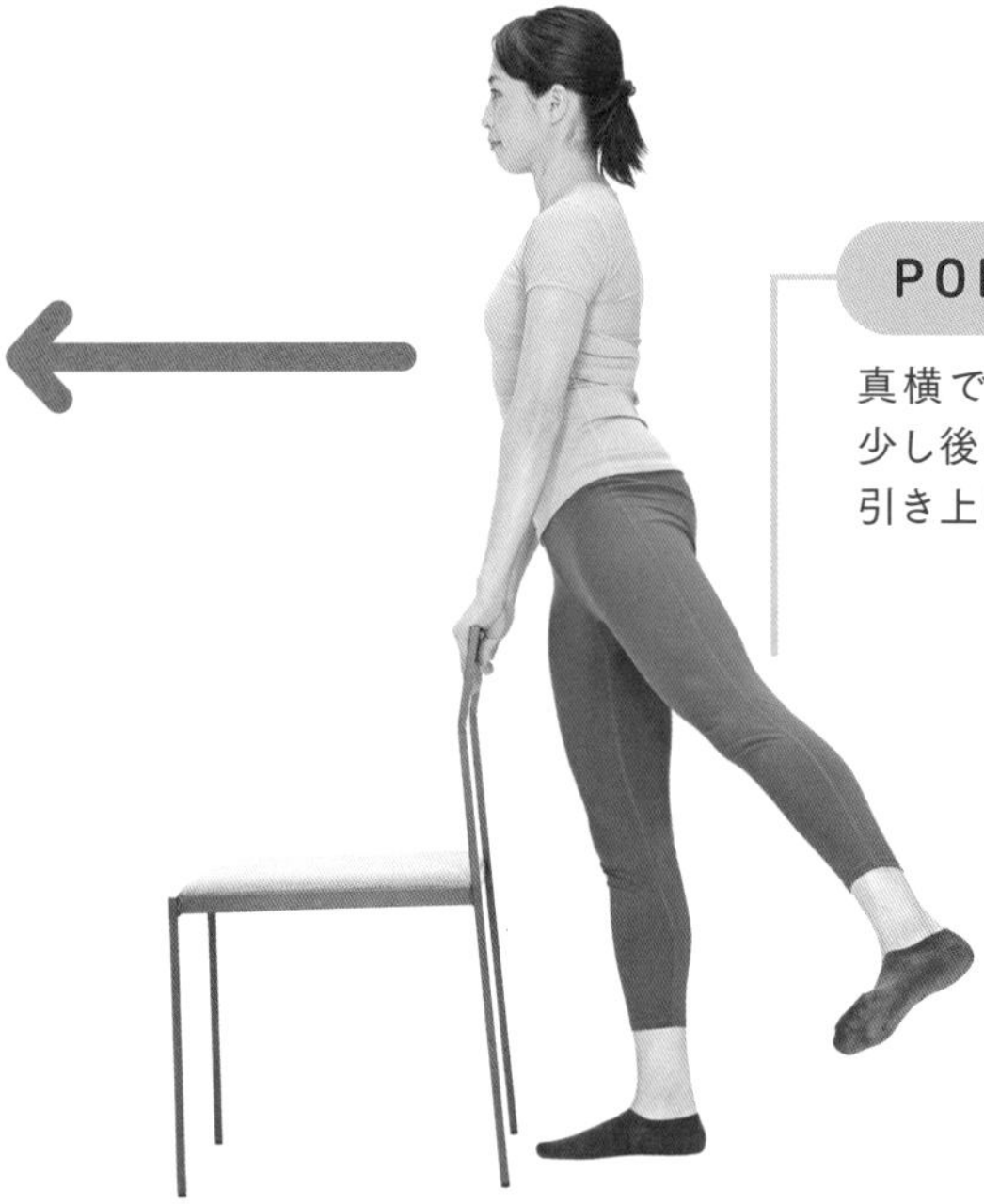

POINT
真横ではなく、
少し後ろに
引き上げる

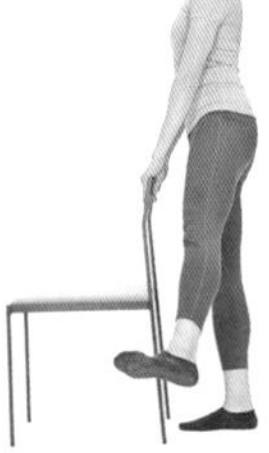

NG
真横に上げると、
狙ったお尻の筋肉に
効きにくい。

鍛えられる部位
お尻（中臀筋）

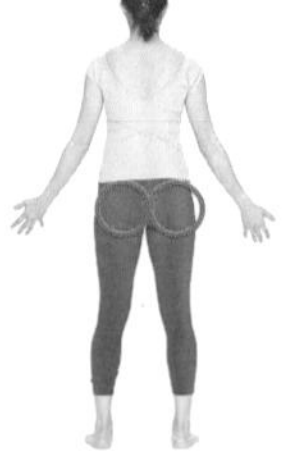

「1」と声に出して
カウントしながら、
左脚を真ん中あたりまで
下ろす。

「2、3、4、5」と
声に出してカウントしながら、
左脚を床すれすれまで下ろす。
片側が10回終わったら、
反対側も同じように行う。

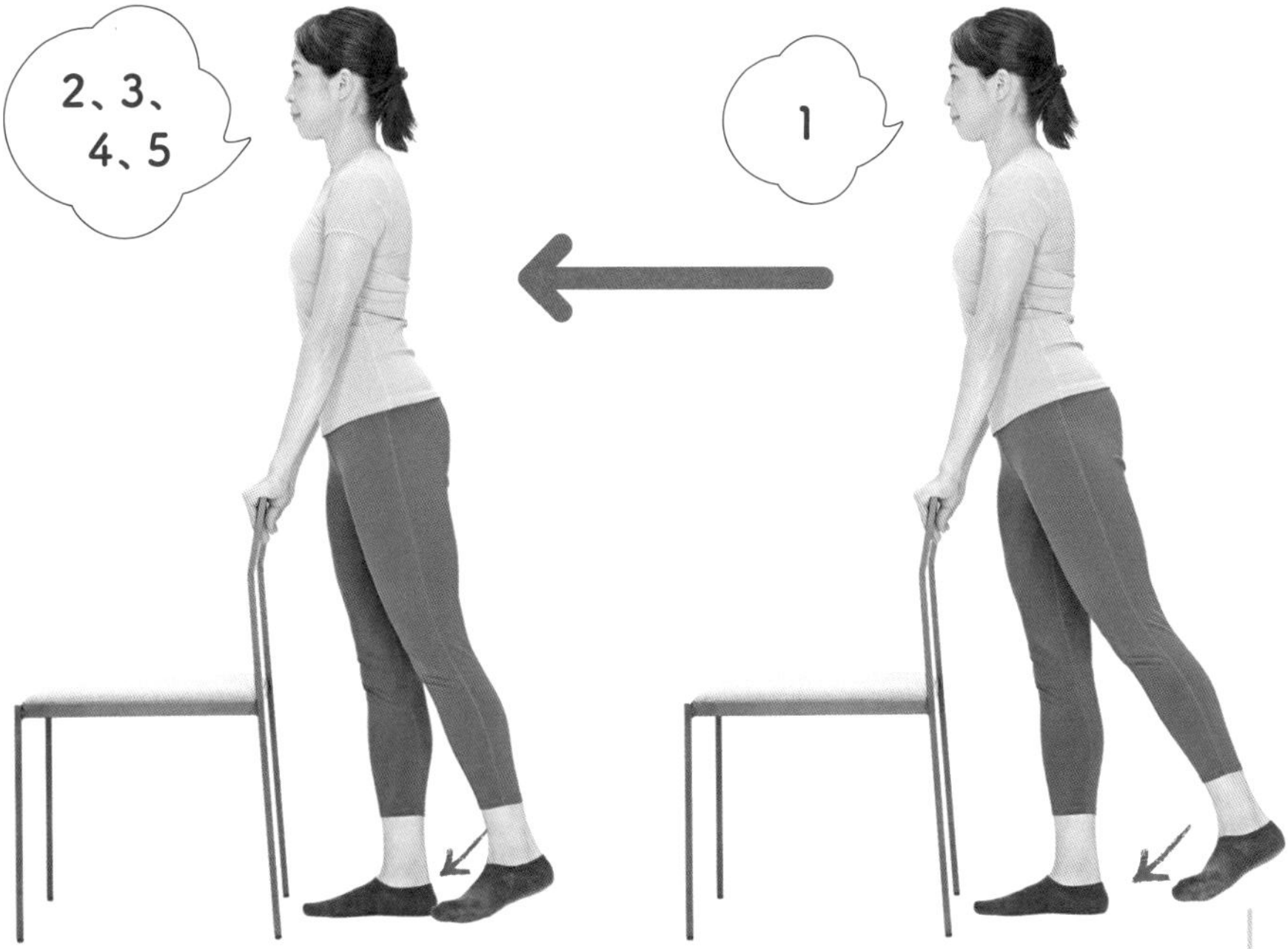

POINT

脚の重みを
感じながら下ろす。
ちなみに効くのは、
軸脚側(写真では右脚)
のお尻

3秒筋トレ

6 仰向けでお尻下げ

1セット×10回

準備

マットの上で仰向けになり、両膝を揃えて曲げて立てる。両手をお腹の上に重ねる。

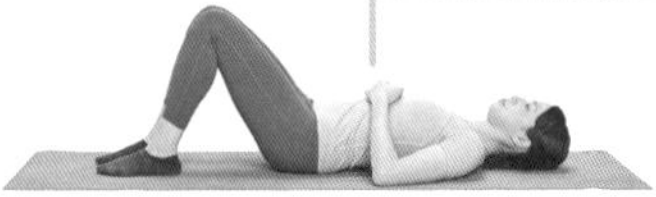

POINT

手で床を押さないように、両手はお腹に置く

お尻を高く引き上げる。

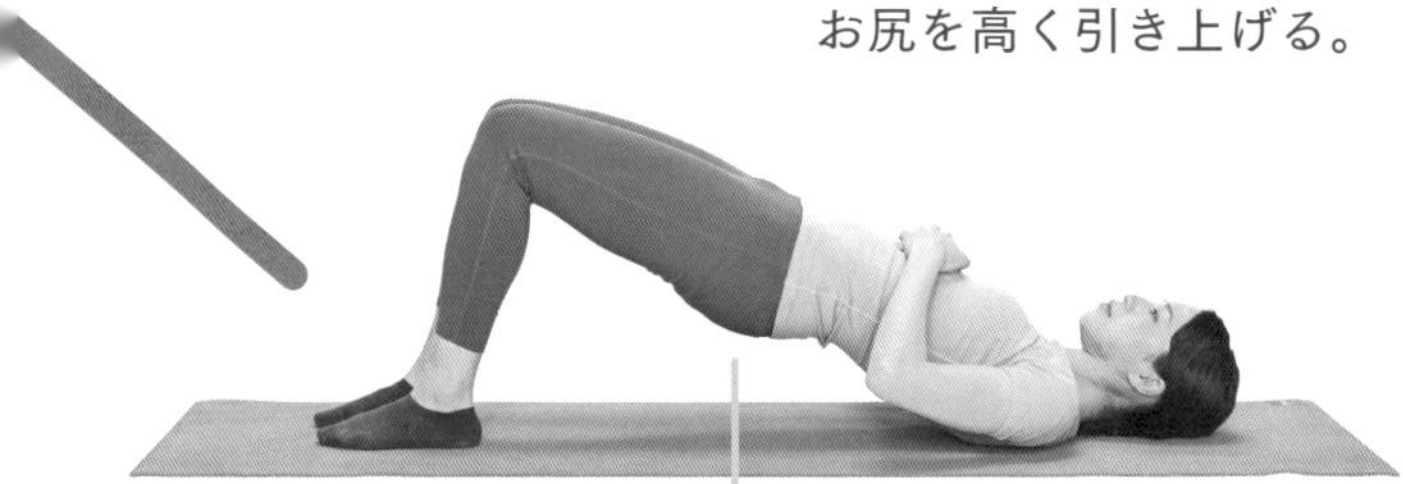

POINT

膝、お尻、お腹、胸、肩が一直線になるように、お尻を上げる

レベルアップ

10回がラクにできるようになったら、お尻を引き上げたのち、片脚をもう一方の膝に乗せてからお尻をゆっくり下ろす。

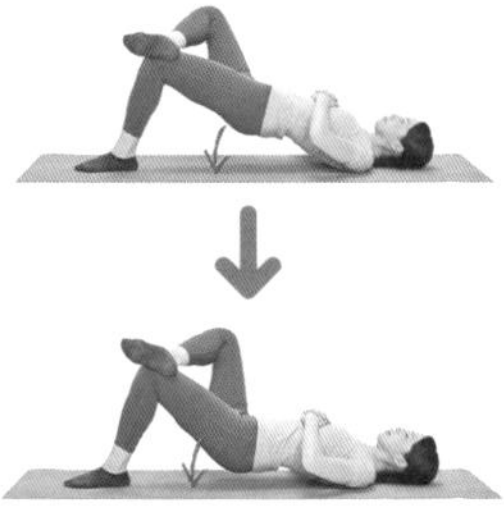

動画はこちらから

鍛えられる部位
お尻(大臀筋)

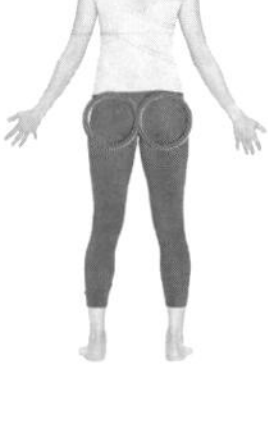

「1」と声に出して
カウントしながら、
お尻を軽く下ろす。

POINT

体重を感じながら
お尻を下ろす

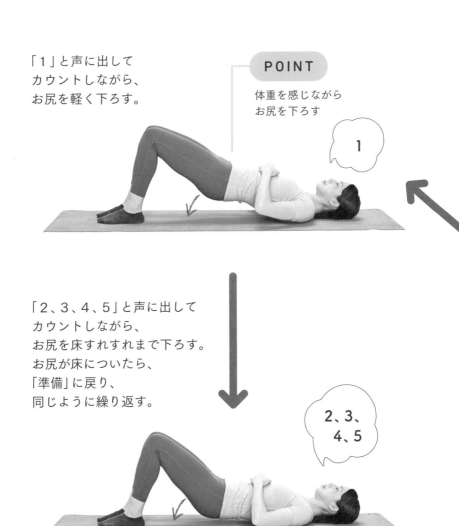

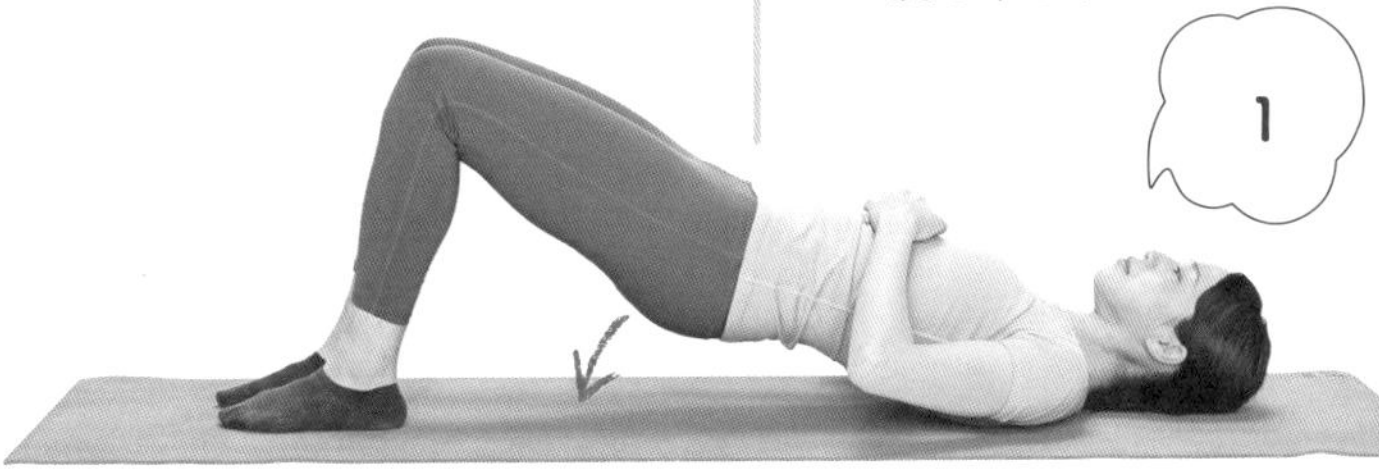

「2、3、4、5」と声に出して
カウントしながら、
お尻を床すれすれまで下ろす。
お尻が床についたら、
「準備」に戻り、
同じように繰り返す。

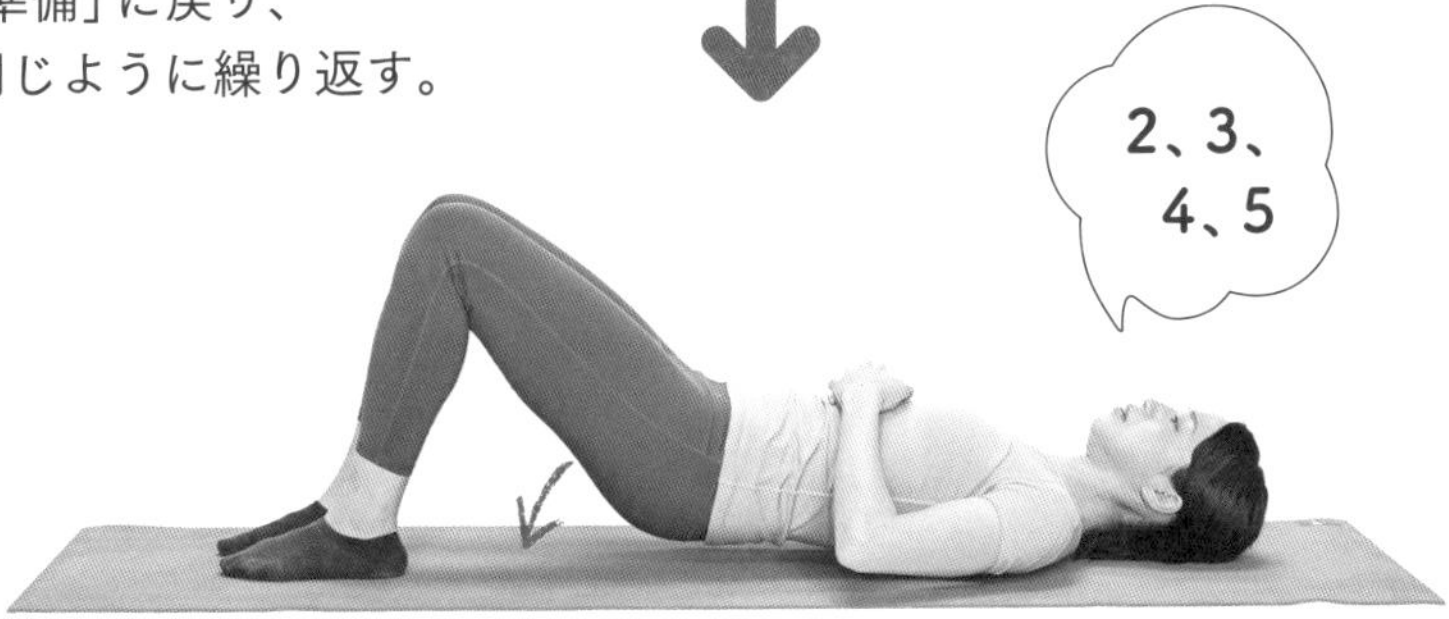

3秒筋トレ

7 お腹伸ばし

動画はこちら

鍛えられる部位
お腹（腹筋群）

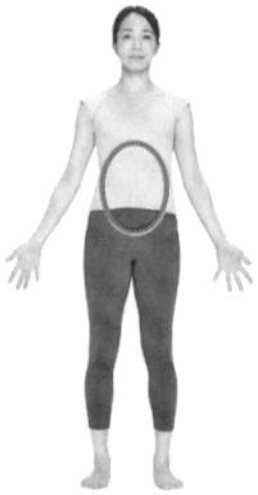

1セット×10回

POINT
背すじを
まっすぐ伸ばす

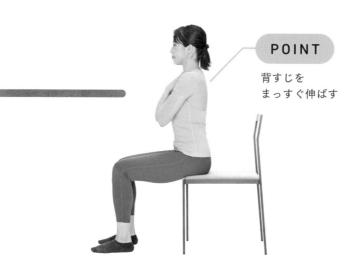

椅子に浅く座り、
両腕を胸で組む。

レベルダウン

つらいと感じたら、両腕をまっすぐに前に伸ばして行う（両腕の重さの分だけ、負荷が下がる）。

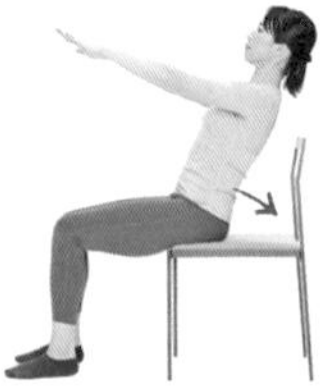

POINT

お腹に体重がかかり、
伸びていることを
確認しながら行う

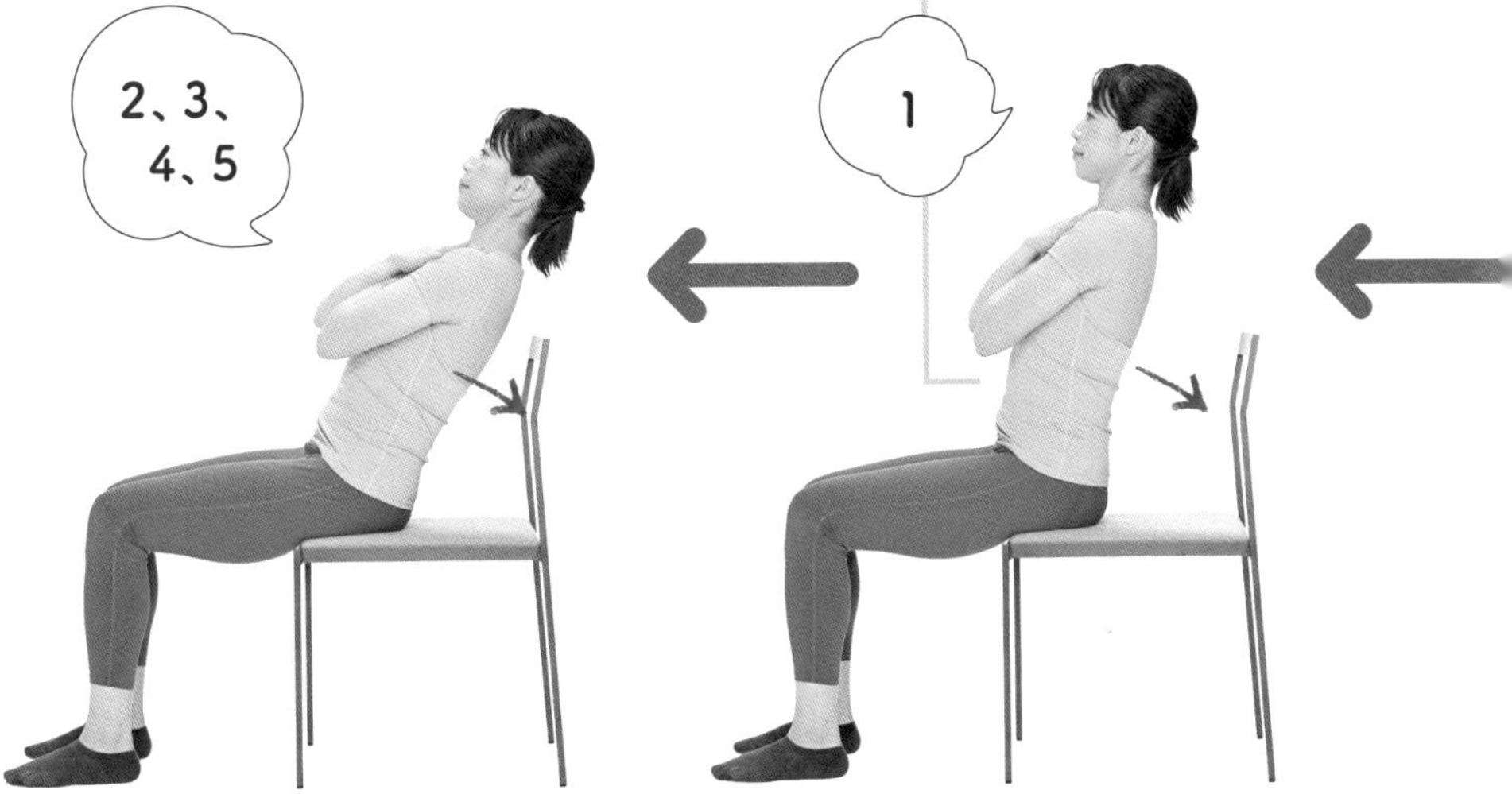

「1」と声に出して
カウントしながら、
背中を少しだけ
後ろに傾ける。

「2、3、4、5」と声に出して
カウントしながら、背中をゆっくり
背もたれすれすれまで倒していく。
背もたれに背中がついたら、
最初に戻り、同じように繰り返す。

レベルアップ

10回がラクにできるようになったら、
両手を頭の後ろに添えた姿勢で行う
（両腕の重さの分だけ、負荷が上がる）。

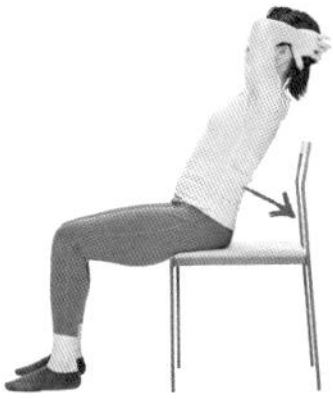

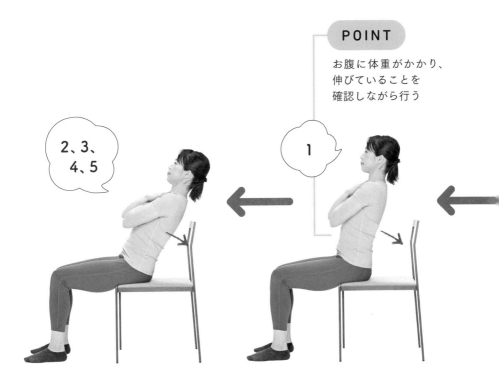

3秒筋トレ

8 背中を倒して膝伸ばし

動画はこちら

鍛えられる部位
お腹（腹筋群）

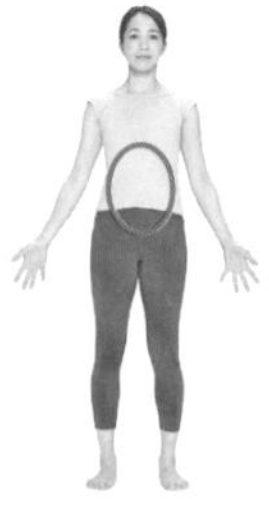

1セット ×10回

背もたれを横に向け、
座面の中央に座る。
両手で座面をつかみ、
姿勢を安定させる。
両膝を揃えて曲げ、
胸に近づける。

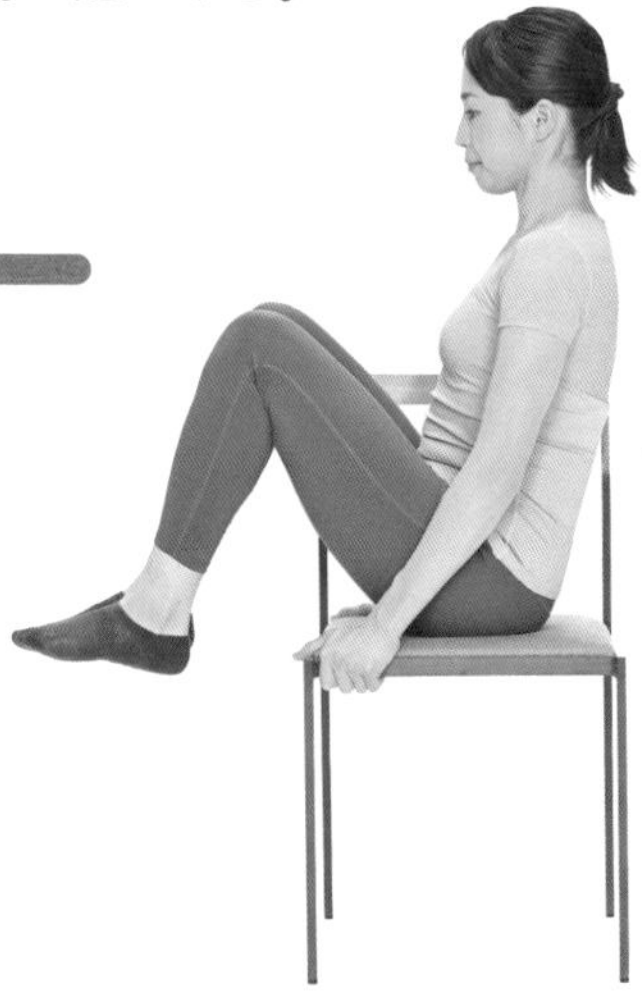

POINT

背中を倒すとき、
背もたれが邪魔に
ならないように、
背もたれを
横に向ける

レベルダウン

転倒が怖いと感じたら、片脚を床に下ろし、片脚ずつ行う。

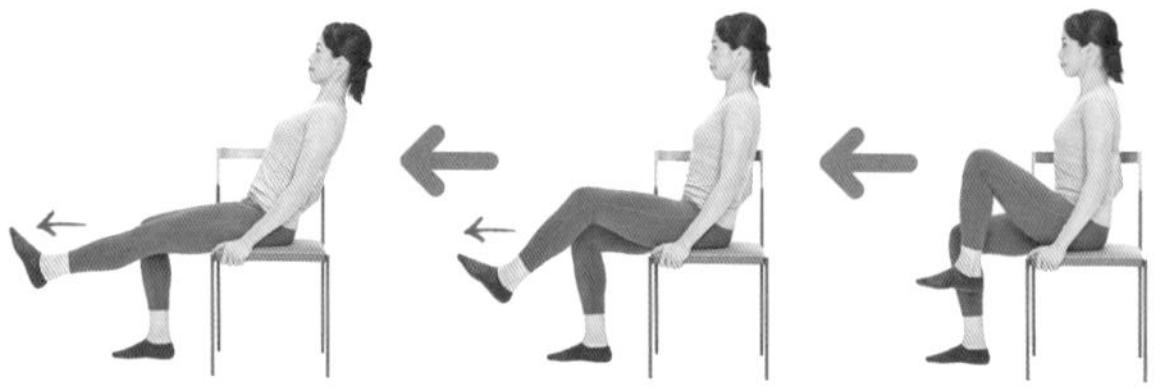

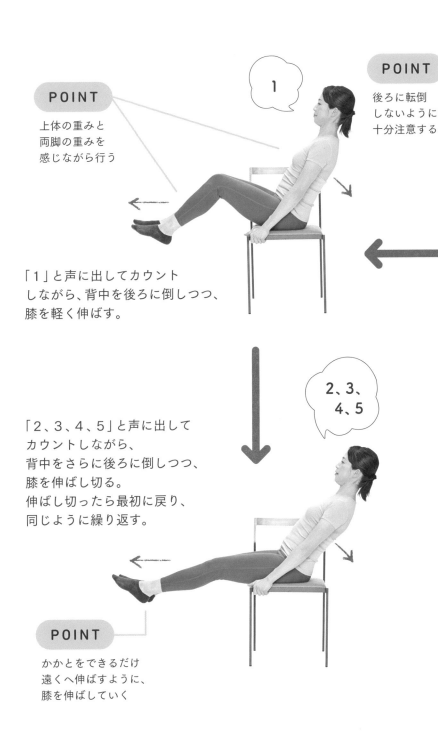

POINT

上体の重みと
両脚の重みを
感じながら行う

POINT

後ろに転倒
しないように
十分注意する

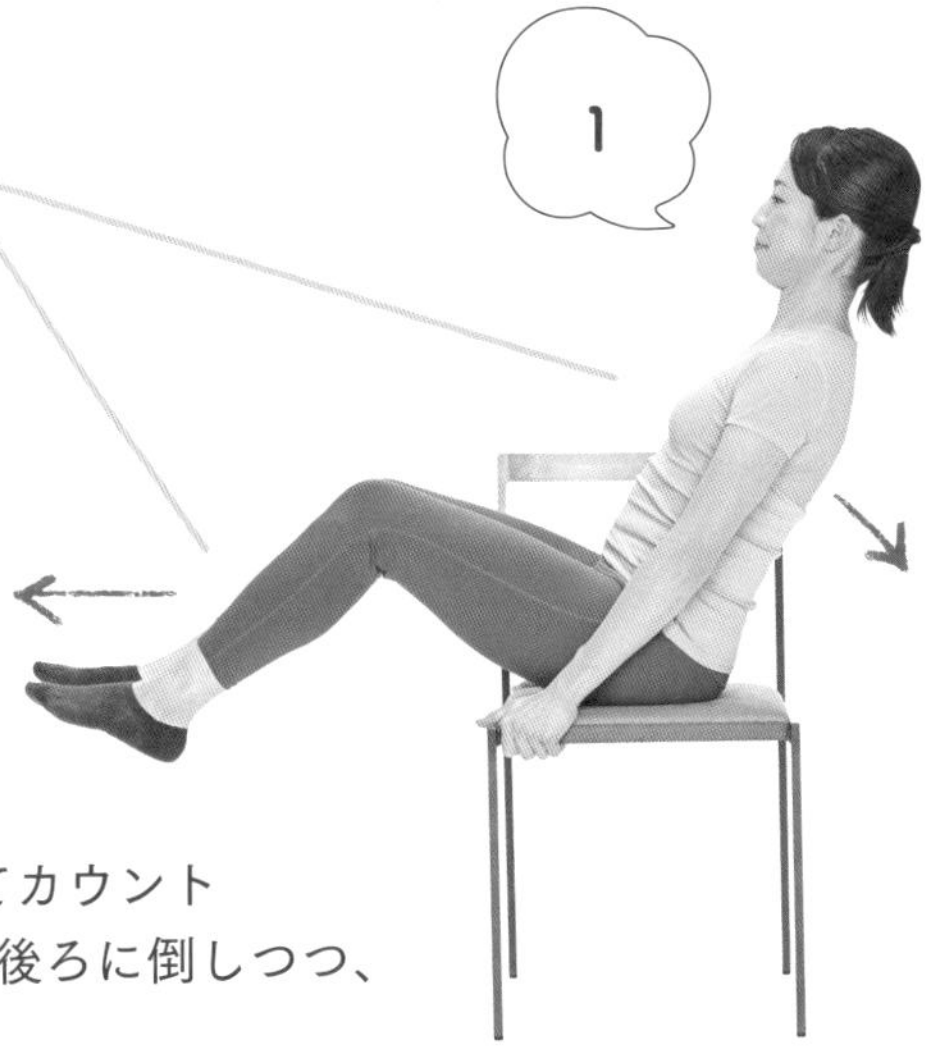

「1」と声に出してカウント
しながら、背中を後ろに倒しつつ、
膝を軽く伸ばす。

「2、3、4、5」と声に出して
カウントしながら、
背中をさらに後ろに倒しつつ、
膝を伸ばし切る。
伸ばし切ったら最初に戻り、
同じように繰り返す。

POINT

かかとをできるだけ
遠くへ伸ばすように、
膝を伸ばしていく

3秒筋トレ

9 片ひじ伸ばし

動画はこちら

1セット×左右各10回

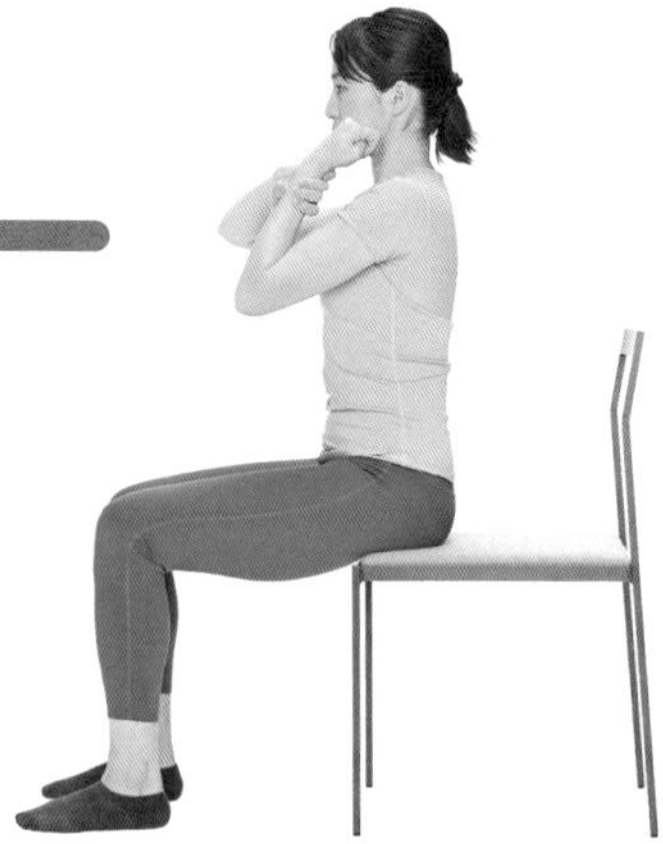

椅子に浅く座り、
胸の高さで左ひじを深く曲げる。
右手で左手首の内側を持つ。

鍛えられる部位
上腕前側
（上腕二頭筋）

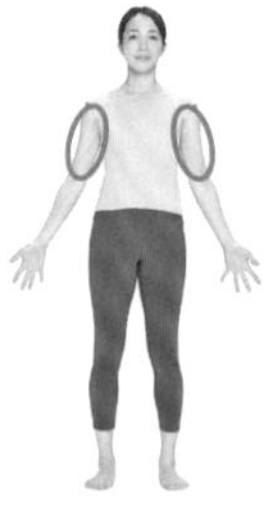

レベルダウン

つらいと感じたら、1.5〜2.0ℓの水入りのペットボトルを使う。左手にペットボトルを持ち、左ひじを深く曲げて胸の高さで構える。「1」と声に出してカウントしながら、ペットボトルの重さで左ひじを90度ほどまで伸ばす。「2、3、4、5」と声に出してカウントしながら、ペットボトルの重さで左ひじを完全に伸ばす。片側が10回終わったら、反対側も同じように行う。

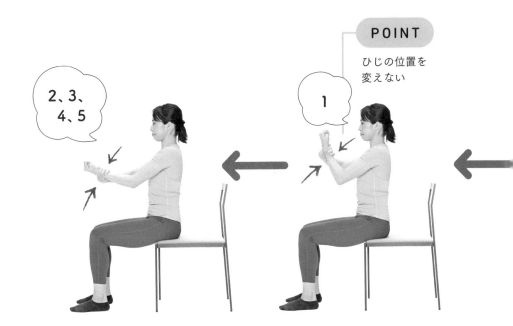

「1」と声に出して
カウントしながら、
右手で左腕を押す。
押す力に抵抗しながら、
左ひじをゆっくり
伸ばしていく。

「2、3、4、5」と声に出して
カウントしながら、右手で
左腕をさらに押し下げる。
押す力に抵抗しながらも
左ひじをまっすぐ伸ばす。
片側が10回終わったら、
反対側も同じように行う。

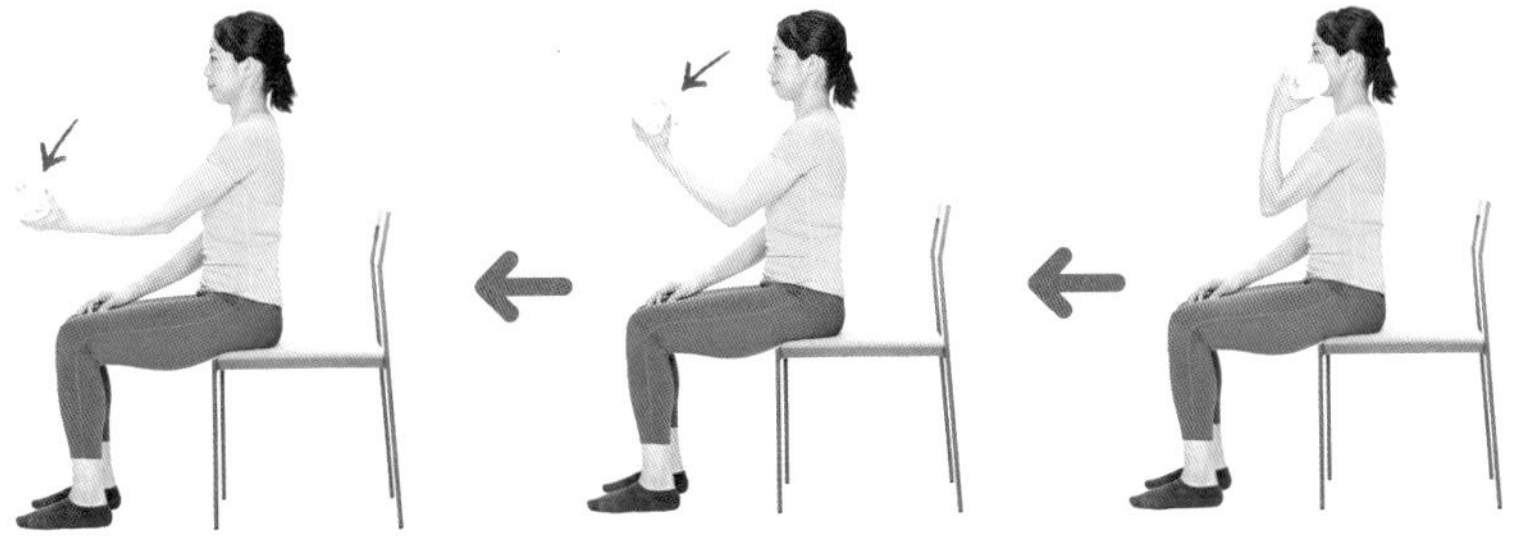

3秒筋トレ

10

片ひじ曲げ

1セット×左右各10回

動画はこちら

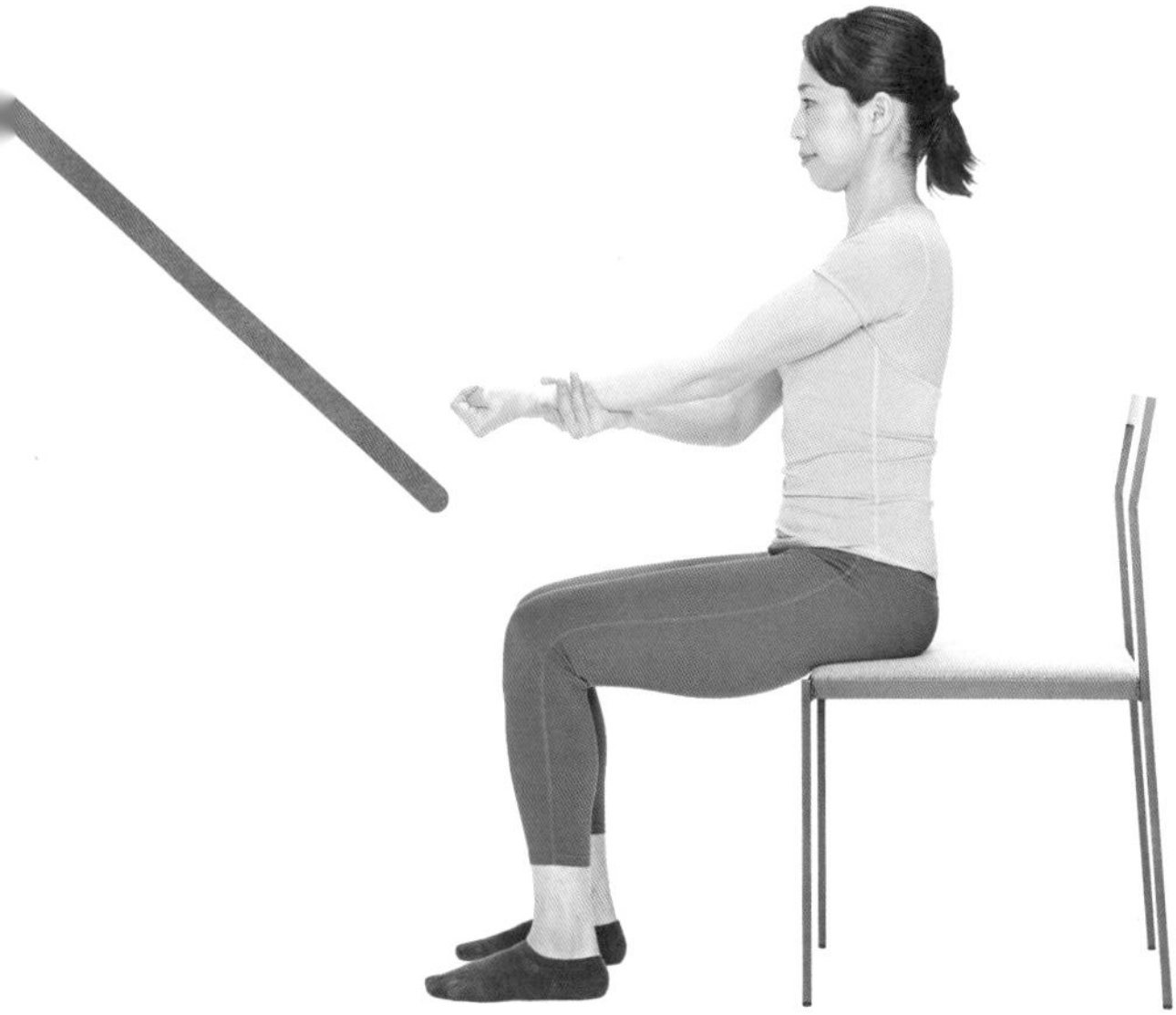

椅子に浅く座り、
胸の高さで左ひじをまっすぐ伸ばす。
右手で左手首の外側を持つ。

鍛えられる部位
上腕後ろ側
（上腕三頭筋）

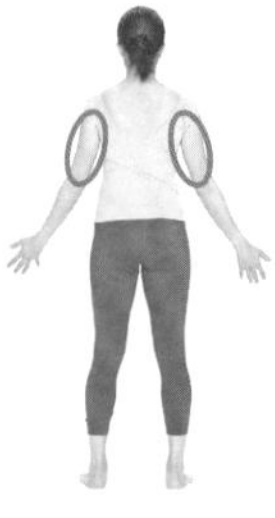

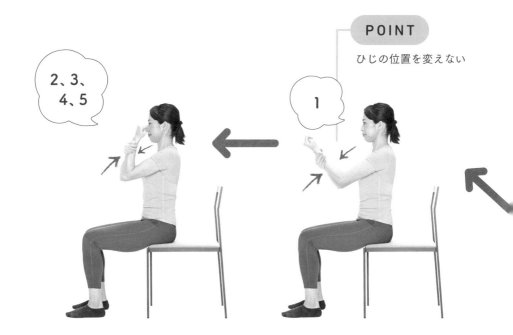

「1」と声に出して
カウントしながら、
右手で左腕を押し上げる。
押す力に抵抗しながら、左ひじをゆっくり曲げていく。

「2、3、4、5」と声に出して
カウントしながら、右手で
左腕をさらに押し上げる。
押す力に抵抗しながらも、左ひじを深く曲げる。
片側が10回終わったら、反対側も同じように行う

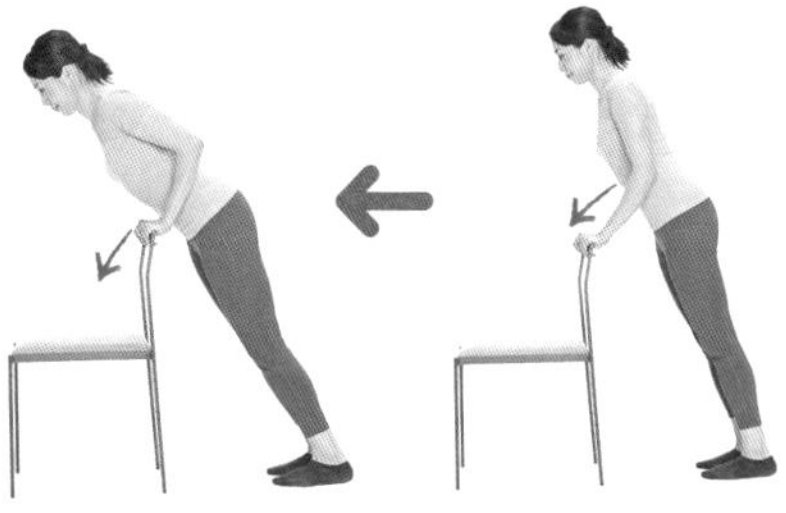

レベルアップ

10回がラクにできるようになったら、椅子を使う。椅子の後ろに少し離れて立ち、カラダ全体を軽く前へ傾けて両手で背もたれを持つ。腕立て伏せをするように、体重をかけてひじを曲げながら、お腹を背もたれに近づけていく。

「3秒筋トレ」目標達成シート

「3秒筋トレ」はまず「1 椅子座り」と「2 かかと下ろし」から始めます。どの種目を週何回できたかを「正」の字などでシートに書き込んでいくと、続けていることが“見える化”できるようになり、筋トレを続ける意欲(モチベーション)が高まります。週3回以上を目標に続けてみましょう。

	1 椅子座り	2 かかと下ろし	3 片膝下ろし	4 大股でお尻下げ	5 片脚下げ	6 仰向けでお尻下げ	7 お腹伸ばし	8 背中を倒して膝伸ばし	9 片ひじ伸ばし	10 片ひじ曲げ
第1週										
第2週										
第3週										
第4週										
第5週										
第6週										
第7週										
第8週										
第9週										
第10週										

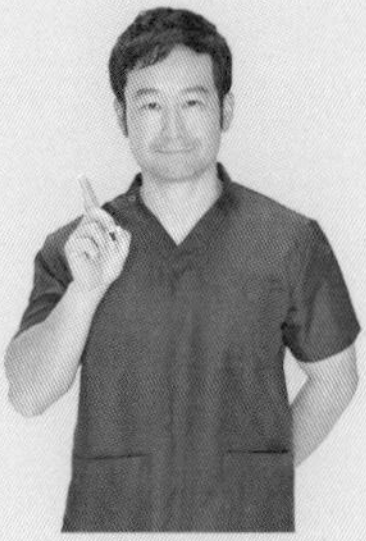

第3章

よくある質問にお答えします

Q 1日のうち、いつやると効果的ですか？

A

こういう質問を受けたとき、私は「あなたはいつなら続きそうですか？」と問い返しています。

「3秒筋トレ」は効果的ですが、魔法ではありません。何事も「継続こそ力なり」であり、続けないと筋力アップは望めないもの。朝なのか、昼なのか、それとも夜眠る前なのか。どの時間帯ならば続けやすいかは人それぞれ。生活習慣次第でしょう。朝型の人に「夜やってください」と言っても続かないのは当たり前。夜型の人に「朝やってください」と言っても、当然続かないでしょう。**自分にとって続けやすいタイミングを見極めて、行うようにしてください。**さらに一般的に、タイミングはある程度固定したほうが、継続しやすくなると言われています。

Q 3秒の2倍、6秒かけてやれば、2倍効果的ですか？

A

「3秒筋トレ」は、エキセントリック運動のご利益を最大限に引き出すため、3秒かけて「ゆっくり下ろす」ことを重視しています。だとしたら、この質問のように、3秒以上かけて「ゆっくり下ろす」ことができたら、もっと効果的かもしれないと期待したくなります。

実際、じっくり丁寧に「ゆっくり下ろす」ことができたら、3秒よりも6秒かけたほうが筋力はアップしやすいでしょう（3秒の2倍の6秒かけたから、2倍効くかどうかのデータはまだなし）。ただ、「ゆっくり下ろす」時間を長くしようとすると、最初のよりラクなところで時間稼ぎをし、より効きやすい最後の最後で手を抜きがち。それでは意味がありません。**丁寧に3秒で下ろしましょう。**

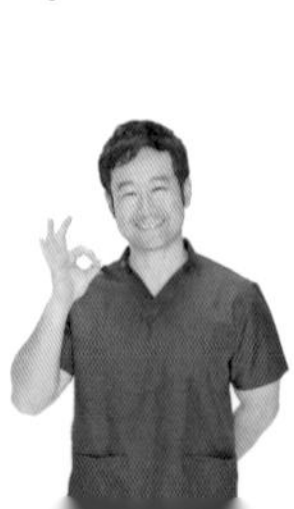

Q 筋肉痛がありません。効いていないのでしょうか？

A 筋肉痛は、筋肉を作る筋線維1本1本を包む筋膜のダメージなどで生じるもの。慣れない動きをしたり、普段以上の強い負荷が加わったりすると起こります。ですから、「3秒筋トレ」程度の軽い運動で筋肉痛が出るのは、運動不足の証拠。日常生活をある程度アクティブに過ごしていたら、筋肉痛は出ないのが普通です。**筋肉痛が出なくても効いていないわけではありませんから**、安心してください。

ただし、筋肉ではなく膝などの関節に何らかの痛みや違和感が出たときは、カラダからのSOS信号だと思ってください。関節に痛みを感じたら「3秒筋トレ」を中断。しばらく休み、再度行っても関節が痛むようなら、早めに整形外科医の診察を受けてください。

Q 何日おきにやったらいいですか？

A 週3回以上のペースで行うのが、「3秒筋トレ」のルールです。

週3回やるなら、金土日、あるいは月火水と3日連続して行うのではなく、月水金のように1日おき、あるいは月木日のように2日おきに行うのがオススメ。4日以上間が空いてしまうと、筋力アップしにくいからです。

「3秒筋トレ」による筋肉への効果は時間とともに低下します。**4日以上空いてしまうと、筋肉が筋トレをしていない「0」の状態に逆戻りします**。そこで「3秒筋トレ」を行っても、また4日以上空いてしまうと毎回「0」の状態に逆戻りするため、「3歩歩んで2歩下がる」ではなく、「3歩歩んで3歩下がる」結果となり、思ったように筋力アップできないのです。

Q
「3秒筋トレ」でやせられますか？

A

太りすぎだと体型が崩れるだけではなく、高血圧、糖尿病、脂質異常症といった生活習慣病やメタボのリスクも高くなります。とくにお腹が出ている内臓脂肪型肥満は要注意。

ただ、筋トレは筋肉を鍛えて筋力を上げるのがおもな狙い。「3秒筋トレ」だけではやせられません。やせたいなら、食べすぎを抑え、ウォーキングのような有酸素運動を行います。有酸素運動は、運動中に酸素を介して無駄な体脂肪を燃やし、減量へ導いてくれます。

「3秒筋トレ」で筋力が上がり、筋肉も増えてくると、太りにくい体質になります。筋肉の活性が上がり、筋肉の量が増えてくると、基礎代謝が上がるため、同じだけ食べていても、太りにくくなるからです（19ページ参照）。

Q
事前にストレッチをやる必要がありますか？

A

運動選手が、試合やレースの前にストレッチに励む場面をテレビなどで見かけることがあります。ですから、「運動前にはストレッチをすべきだ」と思い込んでいる人も多いのですが、**「3秒筋トレ」の前にストレッチは不要。**軽い運動なので準備運動をするまでもありませんし、事前にストレッチをしてもしなくても、トレーニング効果に大きな差はありません。また、ストレッチには筋肉痛の予防効果はほぼないことがわかっています。

第5章ではストレッチを紹介しますが、これは関節が動ける範囲（可動域）を広げ、「3秒筋トレ」の効果を高めるためのもの。事前にやるのではなく、時間に余裕があるとき、「3秒筋トレ」とは別メニューで取り組んでください。

Q 呼吸はどうすればいいですか？

A

ヨガなどでは、「鼻から吸って口から息を吐く」のように呼吸法を指導されることがあります。しかし、「3秒筋トレ」ではとくに呼吸に関するルールはありません。息を吸いながらゆっくり下ろしても、吐きながらゆっくり下ろしても、好きなほうで構いません。

何よりも大切なのは、**呼吸を止めないこと**。運動に夢中になると、ついつい呼吸は止まりがちになります。呼吸を止めて運動を頑張りすぎると、血圧が上がりやすくなりますから要注意。

呼吸を止めないコツは、口に出して秒数をカウントすること。「3秒筋トレ」は、5カウントで下ろすのがルール（41ページ参照）。「1、2、3、4、5」と口に出して数えると、自然に呼吸は続きます。

Q 毎日やってもいいのでしょうか？

A

週3回では物足りなくなってきたら、週4回、5回と回数を増やしてみるのもいいでしょう。

私たちの研究では、週3回で平均3〜4％の筋力アップの一方、週5回では平均11％の筋力アップが確認できました。**週3回よりも、週5回のほうが3倍近くも筋力はアップ**するのです。

大事なのは、頻度を増やしても、「3秒筋トレ」を1回ずつゆっくり丁寧に行うこと。1回1回に身が入らず、いい加減にこなしていたら、週5回やっても効果はありません。

また、スポーツ選手でも最低週1回はオフの日を作りますから、最低週1回は休みましょう。その間に体力が回復し、次の週も元気に「3秒筋トレ」がこなせます。

Q 持病があります。やってもいいのでしょうか？

A 持病がある人は、かかりつけ医に運動をしていいかどうかを必ず確認してください。医師から「運動に制限はありませんよ」というお墨付きを得てから、安心して「3秒筋トレ」に取り組んでください。運動に制限がなければ、「3秒筋トレ」は、持病がある人こそ率先して取り組んでもらいたいもの。

前述のように、高齢者に多い変形性膝関節症では、太もも前側などの**下半身の筋力をつけると予防と改善につながります**。また高血圧、糖尿病、脂質異常症といった生活習慣病に関しても、「3秒筋トレ」のように「ゆっくり下ろす」エキセントリック運動が予防と改善に効果的だと研究で確かめられているのです（32ページ参照）。

Q 何をやっても三日坊主です。習慣化のコツは？

A ローマも筋肉も1日にしてならず。「3秒筋トレ」も続けてこそ効果があります。三日坊主に終わらせないコツを2つお教えします。

1つは、一人ではなく親しい誰かと一緒に取り組むこと。散歩やラジオ体操を配偶者や知人たちとやっているなら、ついでに「3秒筋トレ」にトライしてみましょう。「あと1回、もっと深く！」などと励まし合い、おしゃべりをしながらだと楽しく続けられます。

もう1つは、**〝ながら〟で行うこと**。すでに習慣になっているもの、必ず行うものに紐づけるのです。たとえば、信号待ちの間に「かかと下ろし」を行ったり、歯磨きの間に「片脚下げ」を行ったりできるでしょう。これらの〝ながら〟運動は第4章で紹介します。

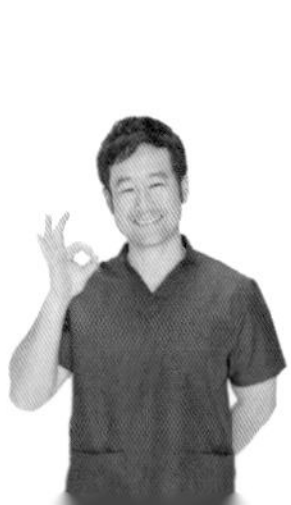

Q 筋力が上がっている実感がありません。

A 「3秒筋トレ」は、始めたその日から着実に効果があります。

でも、始めてすぐに筋力アップをはっきり自覚するのは難しいでしょう。腹筋運動を1日か2日やったくらいで、腹筋がバキバキになったりしないのと同じです。

でも、成長を感じる機会は多々あります。たとえば、「椅子座り」を始めた頃は、7回やるのが精一杯だったのに、すぐに8回、9回、10回とできる回数が増えるでしょう。あるいは7ページで紹介したチェックリストで、最初は「椅子から、片脚で立ち上がれない」だったのに、しばらく「3秒筋トレ」を続けると、片脚で椅子から立ち上がれるようになります。こうした前向きな変化を成果の証と捉えて筋トレを続けましょう。

Q 後期高齢者です。高齢者でも効果はありますか？

A 65歳以上が高齢者とされ、後期高齢者とは、75歳以上の高齢者のこと。現在、後期高齢者は約1936万人で、総人口に占める割合は15・5％（『令和5年版高齢社会白書』より）。日本人の6・5人に1人は後期高齢者なのです。

運動不足の後期高齢者は、筋肉が衰えて筋力が落ちている恐れがあります。放置すると歩けなくなり、要支援・要介護状態に陥ったり、認知症になったりする危険も。後期高齢者こそ、積極的に「3秒筋トレ」に取り組みましょう。

私たちの研究には、70〜80代の後期高齢者たちも参加してくれました。これといった運動経験がなかった彼らも難なく「3秒筋トレ」をこなし、いずれも筋力が上がり、衰えていた筋肉も大きくなったのです。

Q ラジオ体操が習慣です。「3秒筋トレ」はやらなくても平気？

A ラジオ体操が習慣になっているなんて素晴らしいですね。これからもぜひ続けてください。今後はそれに「3秒筋トレ」をプラスしてみてください。

ラジオ体操は、カラダを大きく動かしたり、反動を使って動かしたりするもの。専門的にはダイナミック・ストレッチ、バリスティック・ストレッチなどと呼ばれており、筋トレではありません。

ただ、ラジオ体操をしない人に比べれば、ラジオ体操を習慣にしている人のほうが筋力は高い可能性があります。そういう方が「3秒筋トレ」を追加すれば、**さらに筋力は上がる**でしょう

そもそもラジオ体操は、運動前のウォーミングアップに最適。ラジオ体操を終えてから「3秒筋トレ」をやれば、より効果的です。

Q 食事で気を付けるポイントはありますか？

A 食事はこれまで通りで大丈夫です。1つだけ気を付けたい点を上げるとするなら、**タンパク質の摂取を意識**すること。「3秒筋トレ」の狙いは、筋肉を養って筋力を高めること。筋肉は水分を除くとほとんどがタンパク質ですから、タンパク質が足りないと、筋肉が減りやすくなり、「3秒筋トレ」をしても筋力が思ったようにアップしないことも考えられるのです。

タンパク質は、肉類、魚類、卵、大豆製品（納豆や豆腐）などに豊富。おかずがもう一品欲しいと思ったら、ハムエッグ、魚肉ソーセージ、冷や奴などでタンパク質をプラス。牛乳や豆乳からもタンパク質は補えます。タンパク質は〝摂り貯め〟ができないので、毎日コツコツ摂り続けてください。

第4章

「ながら3秒筋トレ」で手軽に筋力アップ！

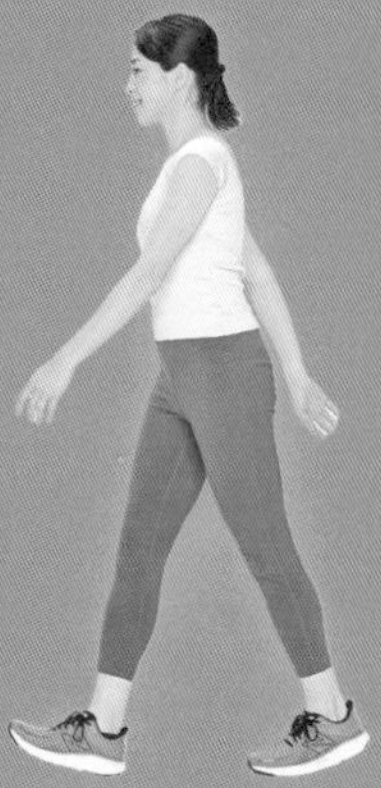

日課のついでに筋トレをしてみましょう

「3秒筋トレ」は新たな日課にぜひ加えてほしいものですが、ついつい忘れがちになる人に試してもらいたいのが、**「ながら3秒筋トレ」**。すでに身についている日課をこなすついでに、〝ながら〟で行う「3秒筋トレ」です。

たとえば、普段から食卓などの椅子に座るとき、「1、2、3、4、5」と5カウントで3秒かけてゆっくり行うようにすれば、立派な「3秒筋トレ」になります。

この章では、その他にも日常生活で気楽に行える「ながら3秒筋トレ」の例をいくつか紹介します。「これならできそう」と思える種目があるはずですから、できそうなものを選んで続けてみてください。その際、くれぐれも呼吸は止めないように注意しましょう。

可能なら1日トータルで10回をクリアしてもらいたいのですが、〝ながら〟でカウントするのが大変なら、回数は気にしなくてOK。無理なくできる回数を反復してみましょう。「ながら3秒筋トレ」を日課にしていると、いつの間にか、足腰を中心として筋力がアップしているはずです。

ながら3秒筋トレ

1

床や畳にしゃがみながら

お尻下ろし

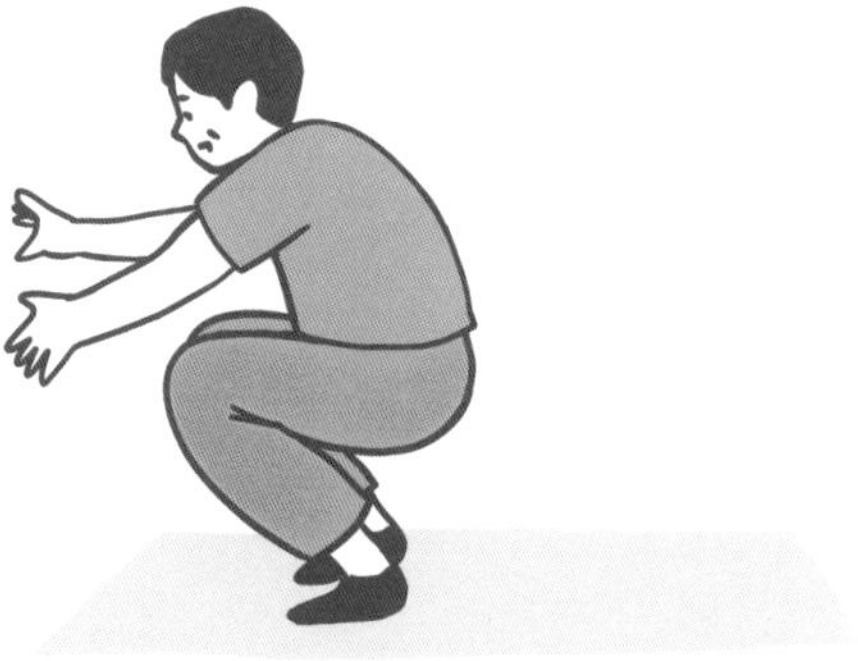

POINT

両腕を広げ、
バランスをとりな
がらしゃがむ

POINT

最後に力を緩め、
「ドスン！」と
お尻を落とさない

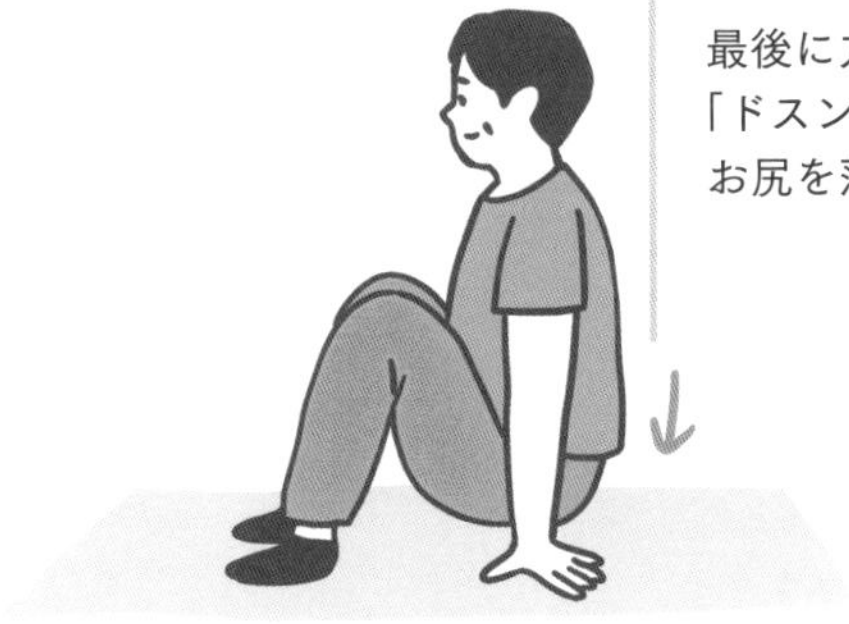

床や畳に座る際、ゆっくり
膝と股関節を曲げてしゃがみ、
十分深くしゃがんだら、
左右どちらかの手を床につき、
さらにゆっくりお尻を床に下ろす。

鍛えられる部位
太もも前側
（大腿四頭筋）、
太もも後ろ側
（ハムストリングス）、
お尻（大臀筋）

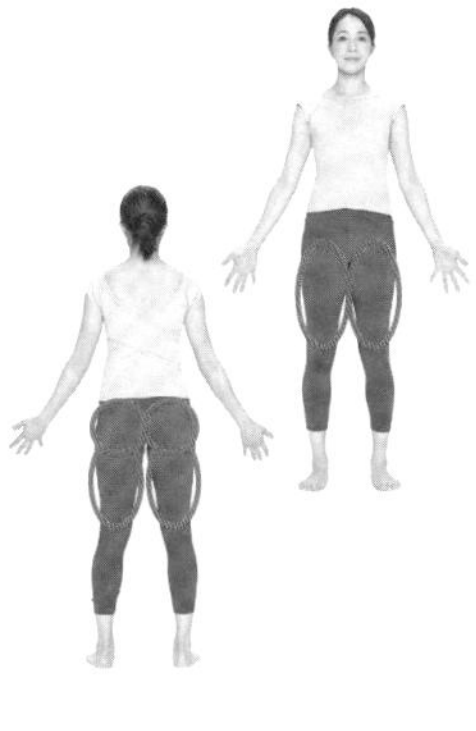

ながら3秒筋トレ 2

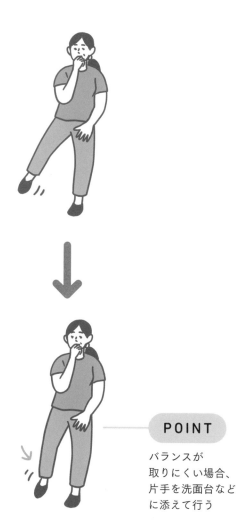

片脚下ろし

歯磨きをしながら

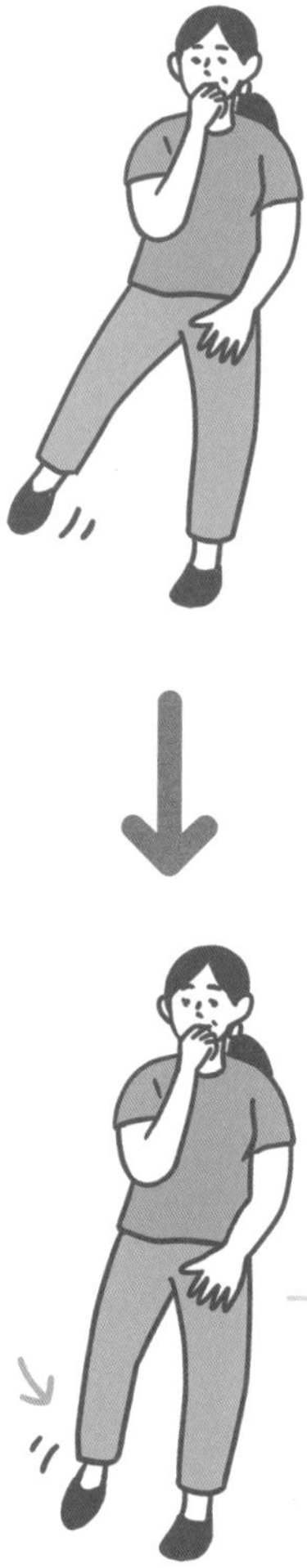

POINT

バランスが
取りにくい場合、
片手を洗面台など
に添えて行う

歯磨きをする際、片脚を伸ばしたまま、
やや斜め後ろに引き上げる。
そこからゆっくり脚を下ろしていく。
左右を変えて同様に行う。
「かかと下ろし」(44ページ参照)を
行うのもよい。

鍛えられる部位
ふくらはぎ
(下腿三頭筋)

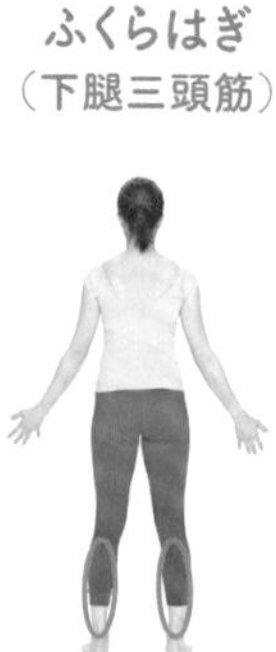

ながら3秒筋トレ

3

横向きでテレビを見ながら

片脚下ろし

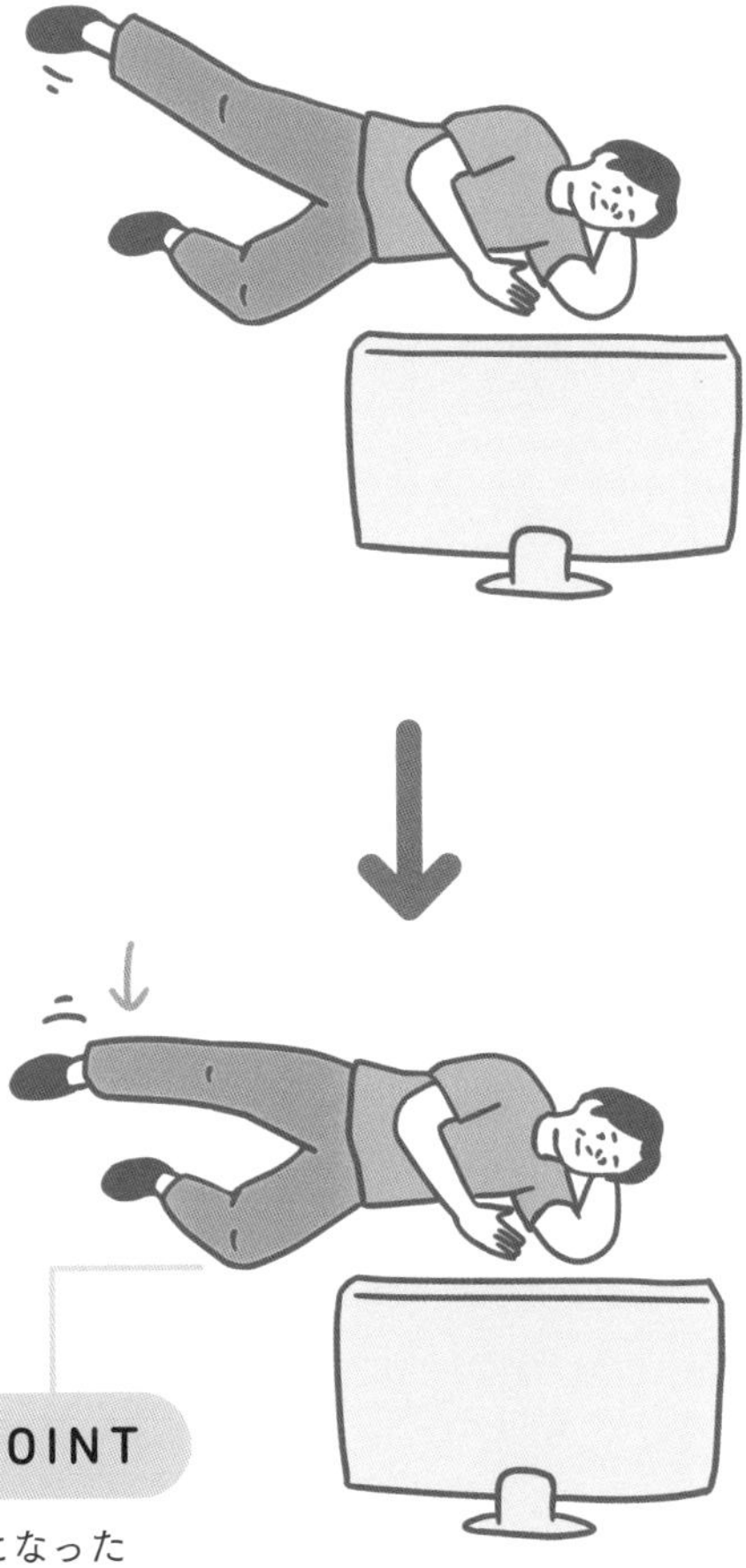

POINT

下になった
脚を曲げると、
姿勢が安定して
やりやすい

左向きで寝て、左腕を曲げて枕を作り、
頭を乗せる。右手は前の床につく。
左膝を曲げ、右脚をまっすぐ伸ばす。
右脚を45度ほど上げてから、
床に向けてゆっくり下ろしていく。
左右を変えて同様に行う。

鍛えられる部位
お尻（中臀筋）

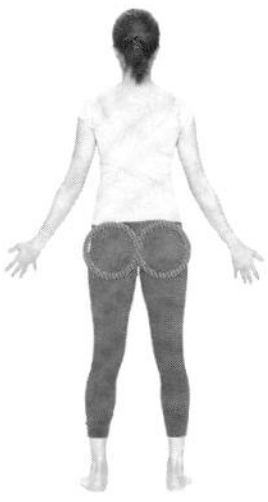

ながら3秒筋トレ 4

料理をしながら ひじ伸ばし

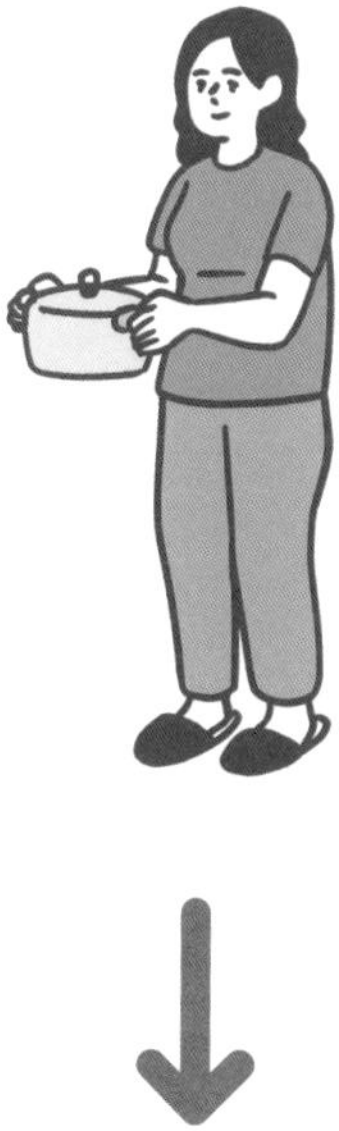

POINT

ひじは大きく開かず、
できるだけ閉じて行う

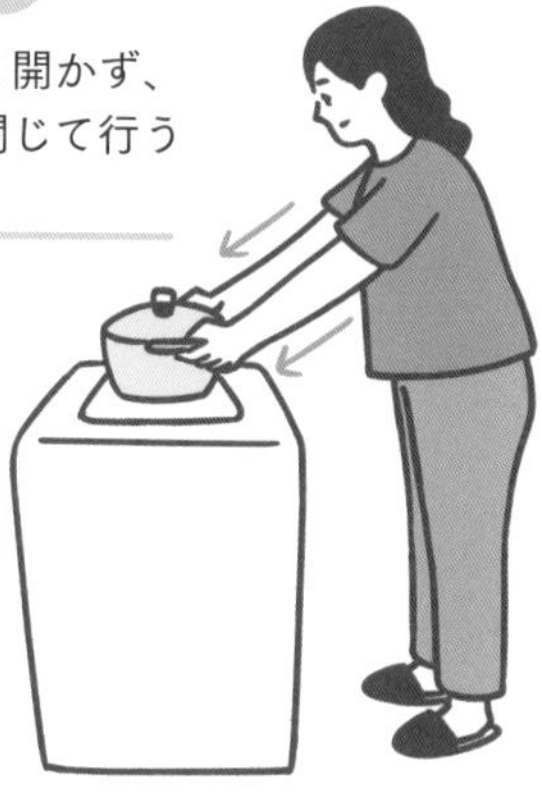

中身が入った鍋を、ひじを曲げて
両手で持ったら、ひじをゆっくり
伸ばしながらコンロや食卓に静かに下ろす。
洗い終わった鍋を食器棚などに
仕舞うときにも、同じように
ひじをゆっくり伸ばしながら行う。

鍛えられる部位
上腕後ろ側
（上腕三頭筋）

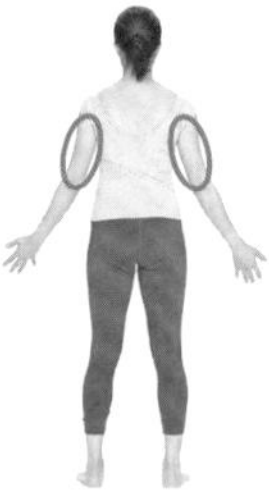

ながら3秒筋トレ

5

湯船に入りながら ひじ曲げ

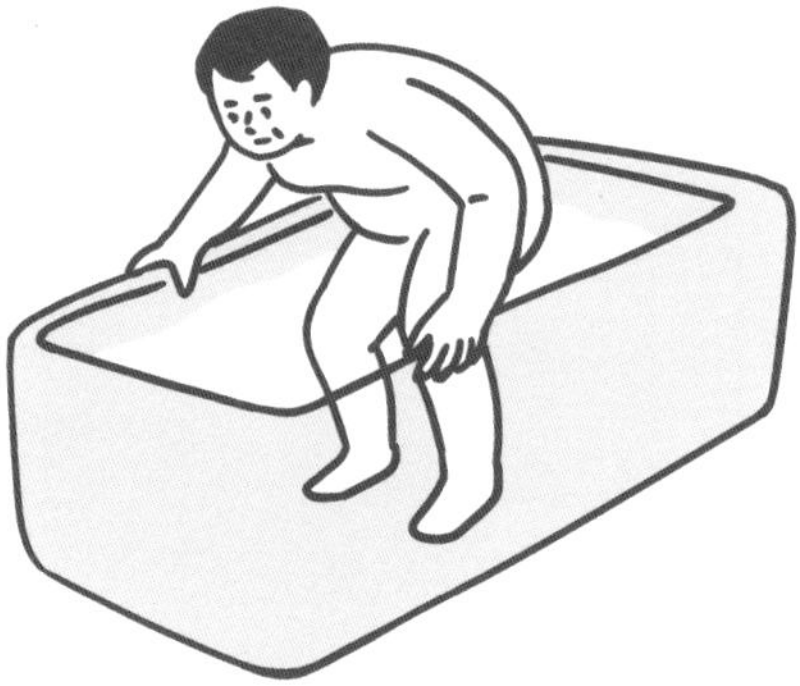

POINT

お湯の浮力を利用して、
できるだけゆっくり
お尻を下ろす

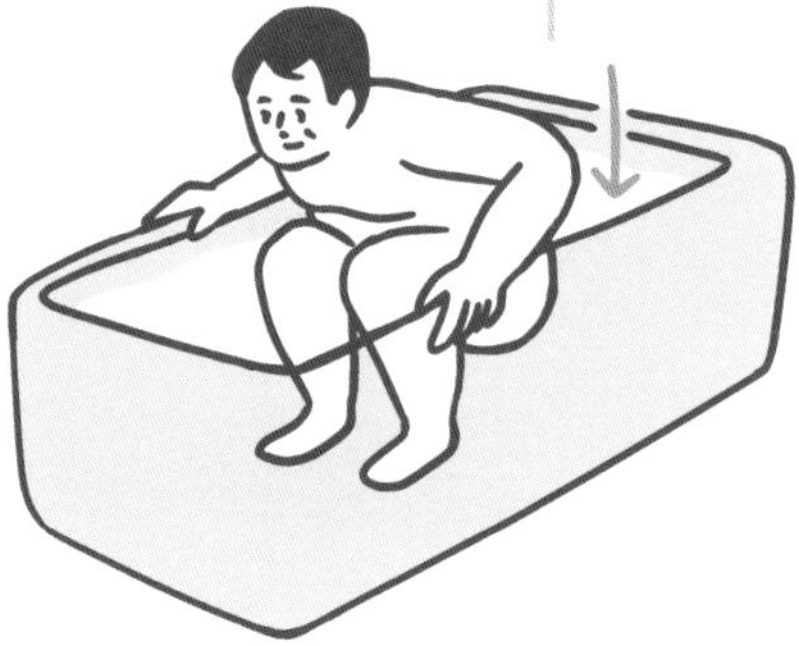

湯船に浸かる際、
両足を入れたら、縁を両手でつかむ。
深くお辞儀をするように
上体を前傾させてから、
ひじを曲げながらお尻を
湯船の底にできるだけゆっくり下ろす。

鍛えられる部位
上腕前側
（上腕二頭筋）

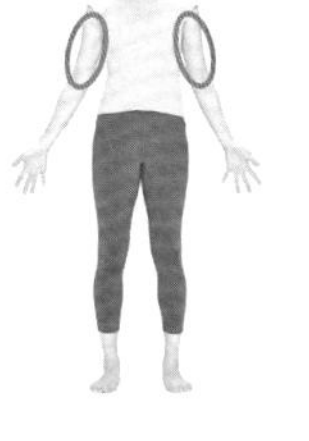

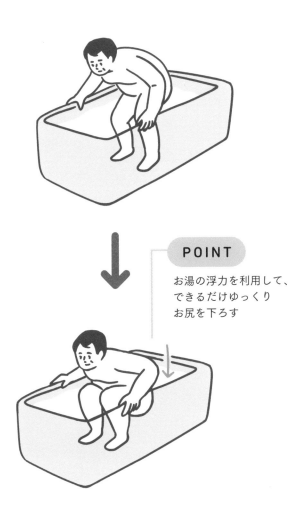

ながら3秒筋トレ

6

散歩をしながら
お尻下ろし

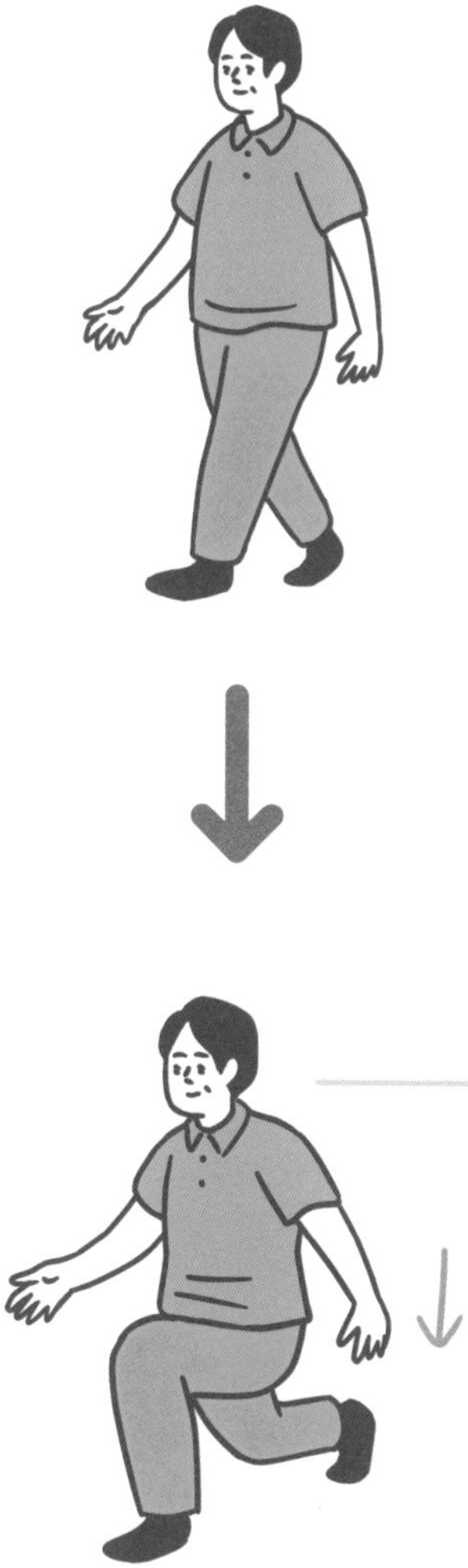

POINT

上体が前に
倒れないように
する

鍛えられる部位
太もも前側
（大腿四頭筋）、
お尻（大臀筋）

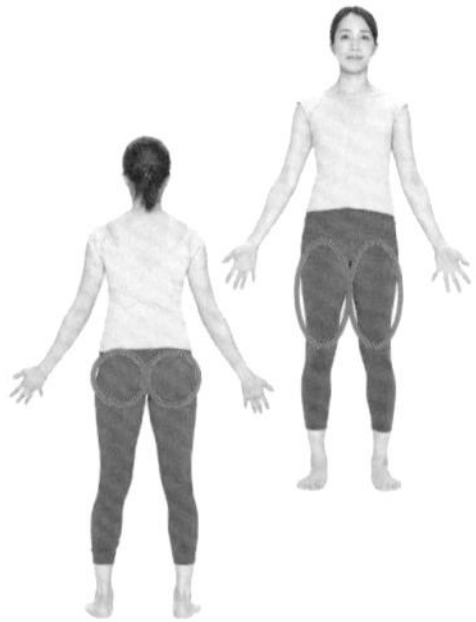

散歩の際、
両膝を深く曲げてしゃがむように、
お尻をゆっくり下ろしながら
左右各1歩(合計2歩)歩く。
これを途中に数回入れる。

ながら3秒筋トレ
7

信号待ちをしながら
かかと下ろし

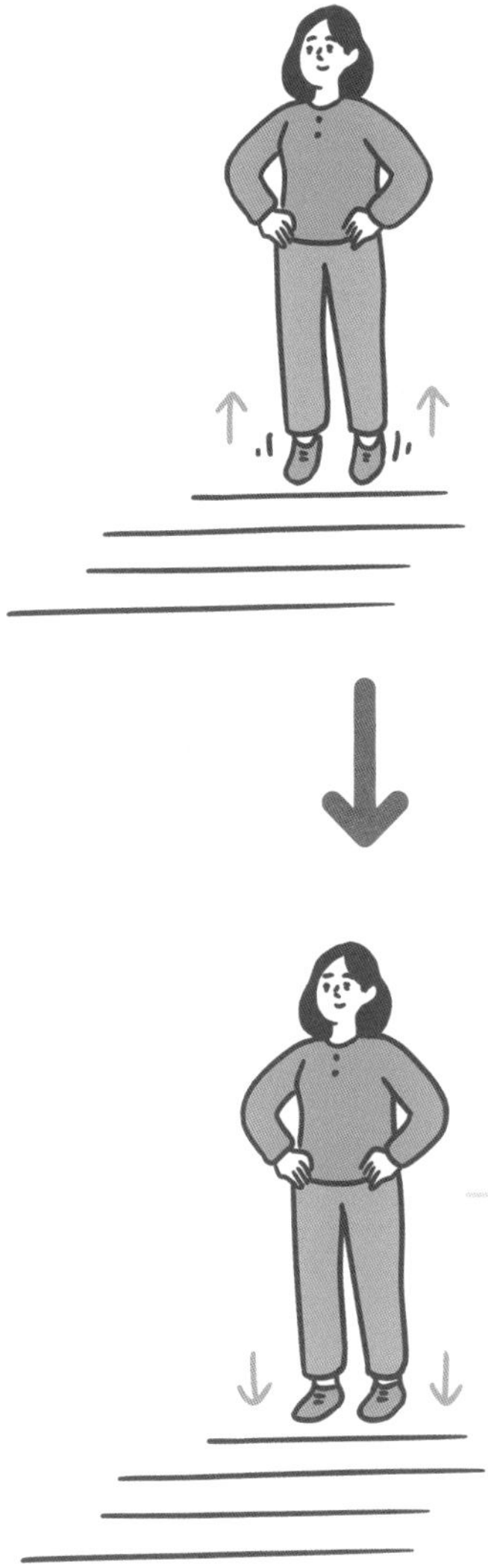

POINT

荷物がある場合、
手は腰に
添えなくてOK

信号待ちをしている間、
両足を腰幅に開いてまっすぐ立ち、
両手を腰に添える。
かかとをできるだけ高く引き上げ、
できるだけゆっくり元に戻す。

鍛えられる部位
ふくらはぎ
（下腿三頭筋）

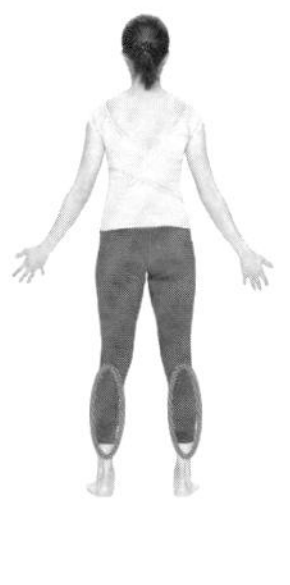

ながら3秒筋トレ 8

階段を下りながら

片脚下ろし

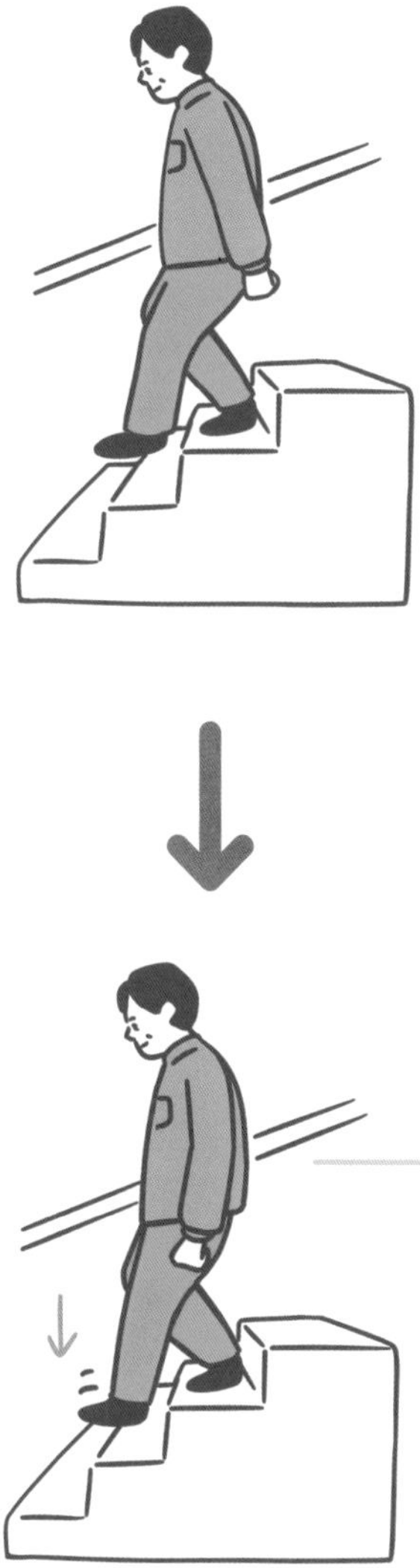

POINT

万一、バランスを
崩したらすぐに
つかめるように、
手すりのそばで行う

階段を下りる際、
軸足にしっかり体重を乗せながら、
片脚をできるだけゆっくり
下の段に下ろしていく。

鍛えられる部位

太もも前側
（大腿四頭筋）、
太もも後ろ側
（ハムストリングス）、
お尻（大臀筋）

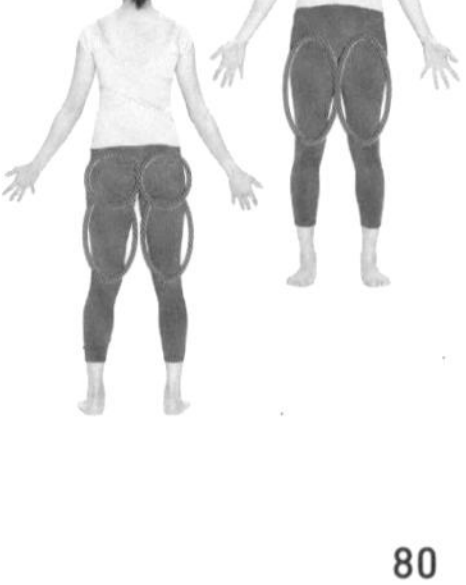

第5章

筋トレ効果を上げるストレッチ

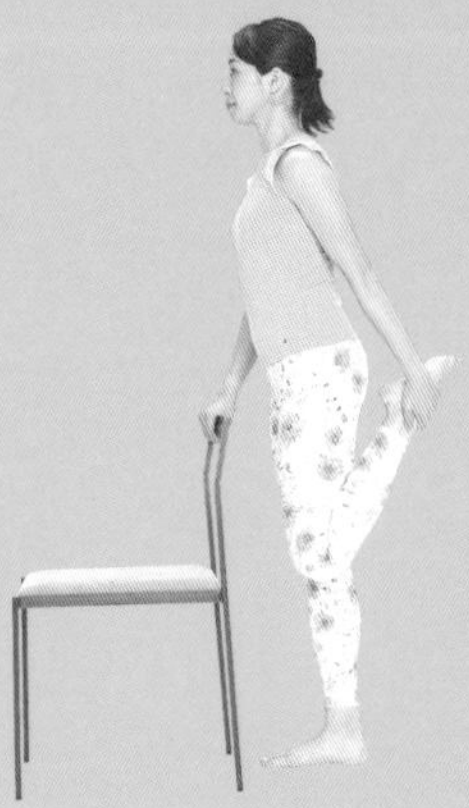

「3秒筋トレ」にストレッチが有効な理由

筋トレは、筋肉が関節を動かす範囲（可動域）が広がるほど効果的です。狭い範囲で小さく動かすよりも、できるだけ広い範囲で大きく筋肉を動かすほうが、筋力はアップしやすいからです。そこで、余力があれば、「3秒筋トレ」と並行して行いたいのが、ストレッチ。

筋力アップのために鍛えたい筋肉は、関節をまたいで骨と骨についています。これを専門的には「骨格筋」と呼びます（本書の〝筋肉〟はすべて〝骨格筋〟です）。

この章で紹介するストレッチは、関節の動きをスムーズにするのが狙い。これにより「3秒筋トレ」で使いたい筋肉が、より広い範囲で大きく動けるようになり、トレーニング効果のさらなる向上が期待できます。

カラダが硬くても大丈夫。気持ちよいと感じるところまで無理なく伸ばします。朝でも夜でも、生活に取り入れやすい時間でOK。「3秒筋トレ」のあとにセットにして実践して、習慣づけるのもよいでしょう。左ページの基本ルールを守って続けてみましょう。

ストレッチの基本ルール

01 ストレッチ1〜3（太もも後ろ側、お尻、太もも前側）の3か所を優先的にストレッチする。

02 他の部位のストレッチは、余力があれば行う。

03 痛みを感じるところまで無理に伸ばさない。

04 筋肉を伸ばしたら、呼吸をしながら60秒ほど静止する。

05 連続して60秒続けなくても、15秒×4、20秒×3などでトータル60秒になればOK。

06 1〜2日おきに、週3回程度続ける。

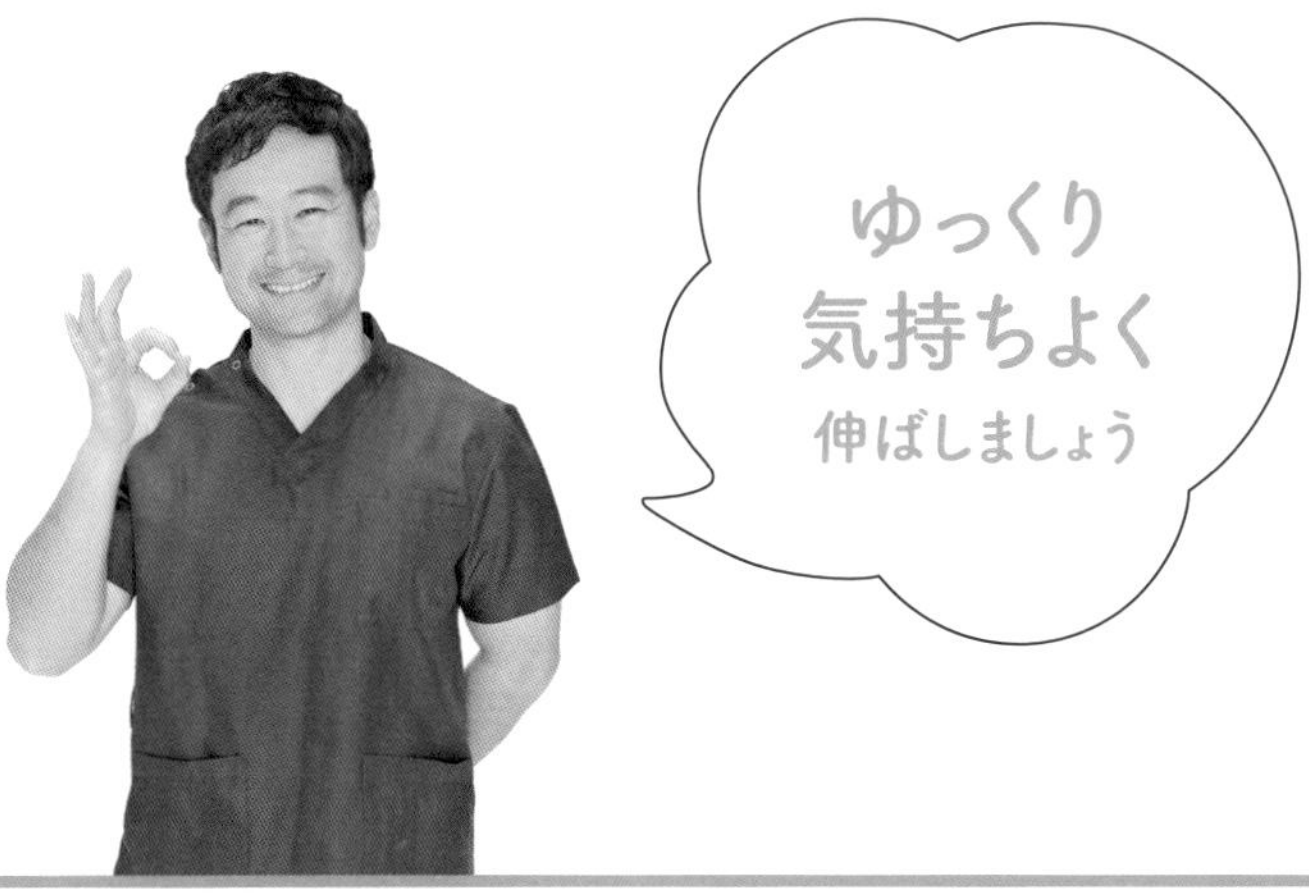

ストレッチ

1

太もも後ろ側のストレッチ

左右各
60秒

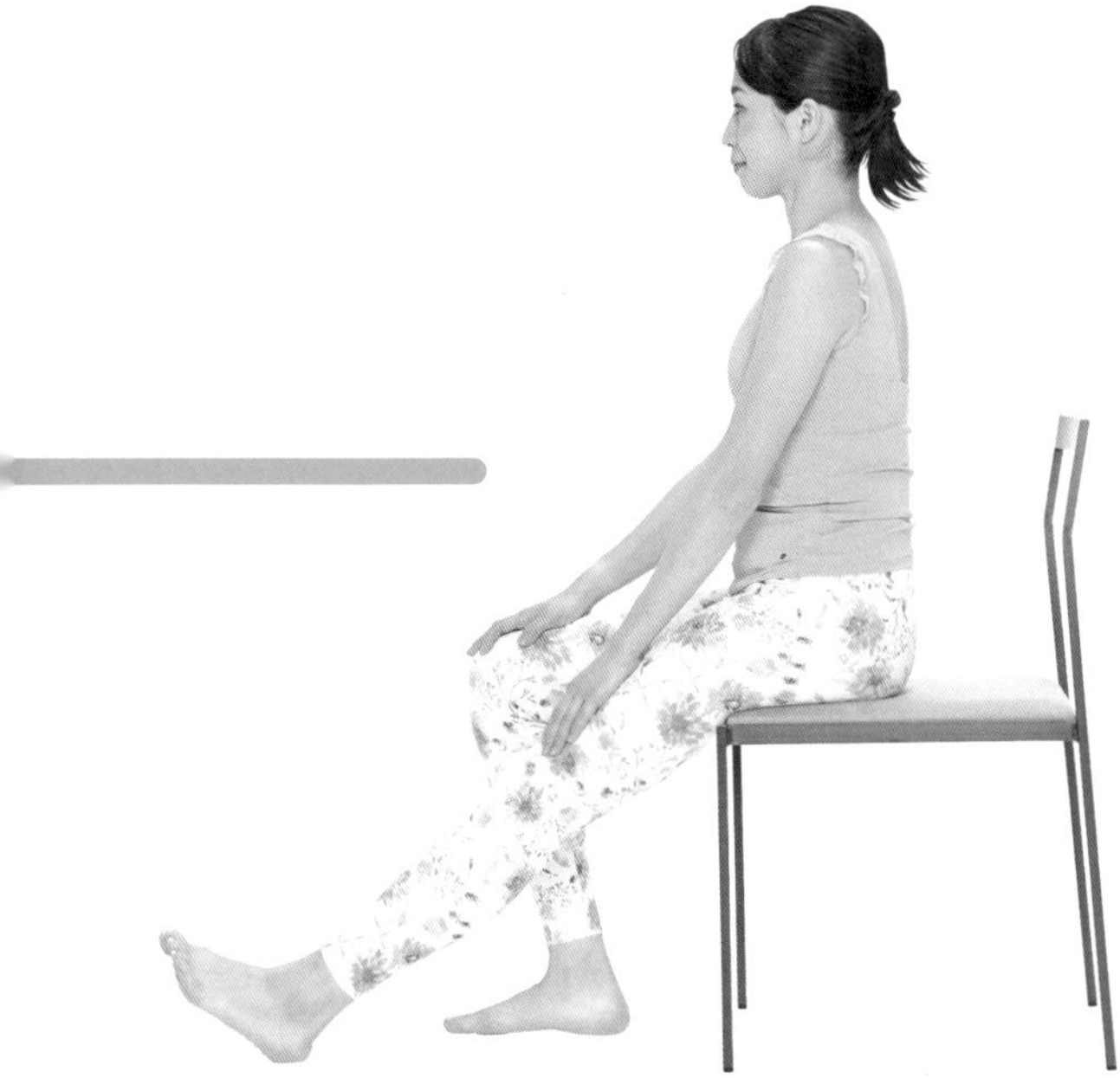

椅子に浅く座り、
左脚をまっすぐ前に伸ばす。
つま先を上げる。
左手を左膝に添える。

伸びる筋肉
ハムストリングス

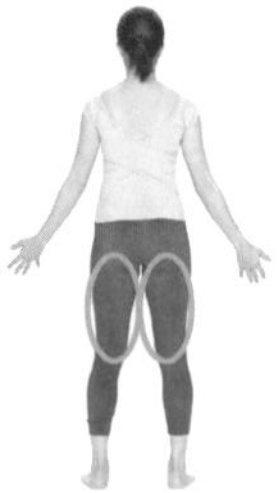

POINT

伸ばした脚の膝を曲げない
(膝が曲がらない範囲で上体を倒す)

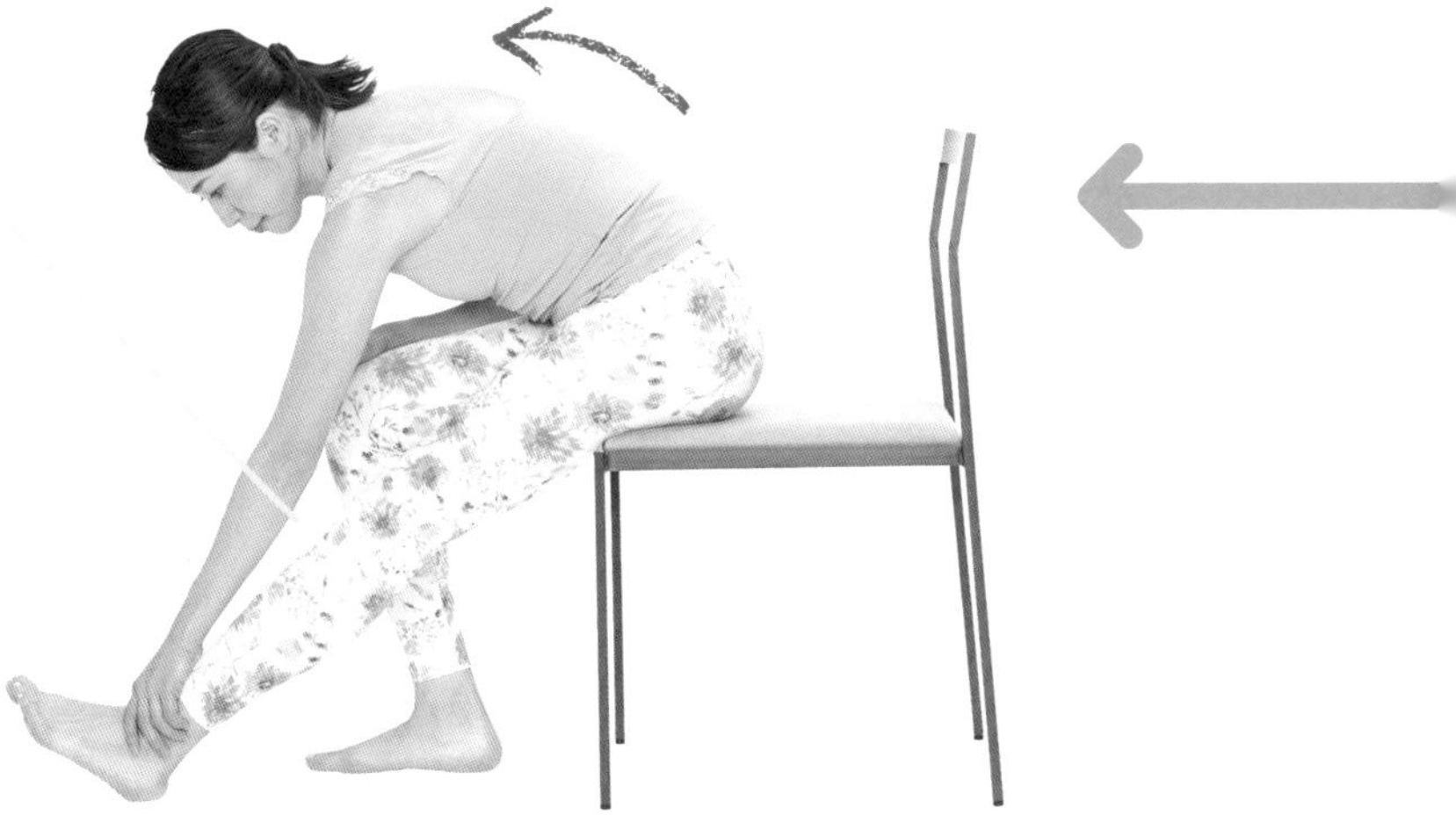

上体を前に倒し、
左手を滑らせて左足首へ伸ばし、
左側の太もも後ろ側を伸ばす。
反対側も同じように行う。

ストレッチ

2 お尻のストレッチ

左右各
60秒

椅子に座り、
左脚のふくらはぎの外側を、
右脚の太ももに乗せる。
両手を左脚のふくらはぎの
内側に添える。

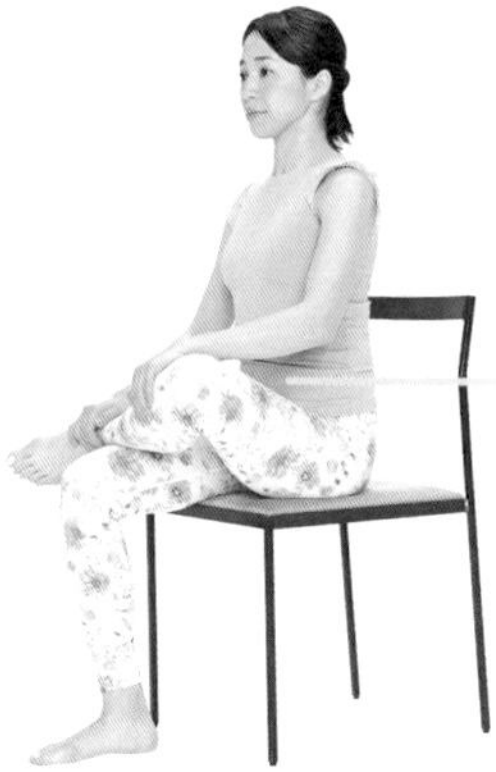

POINT
太ももに乗せた
ふくらはぎを、
両肩と平行にする

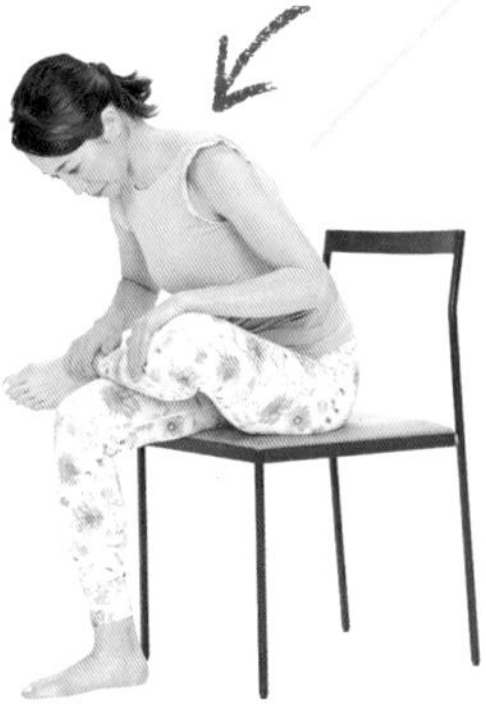

POINT
背中を丸めない
ようにする

胸をふくらはぎに
近づけるように
上体を前に倒し、
左側のお尻を伸ばす。
反対側も
同じように行う。

伸びる筋肉
大臀筋、中臀筋

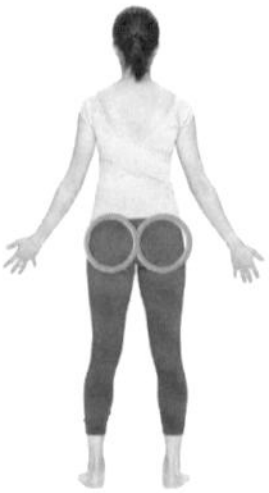

ストレッチ 3

太もも前側のストレッチ

左右各 60秒

POINT

このポーズだけでも
太もも前側は伸びる。
さらに伸ばしたい
人は下のポーズを行う

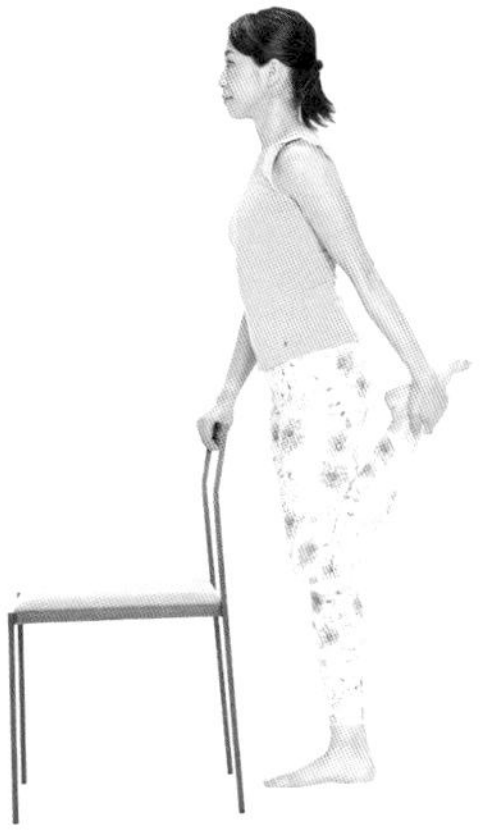

椅子の後ろに
まっすぐ立ち、
右手を背もたれに
添える。
左脚の膝を曲げ、
左手で左足の甲を
つかみ、かかとを
お尻に近づける。

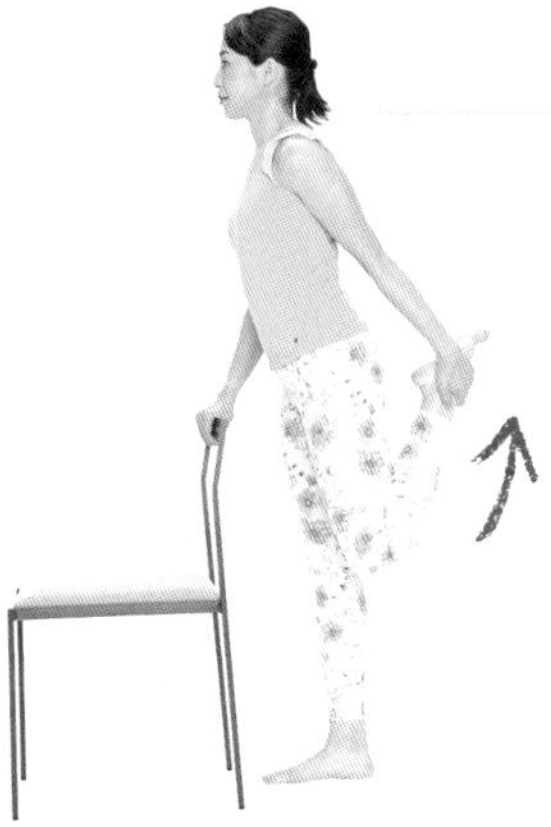

POINT

背中を反らさない
ようにする

左手で左膝を
少し後ろに引き、
さらに左側の
太もも前側を伸ばす。
反対側も
同じように行う。

伸びる筋肉
大腿四頭筋

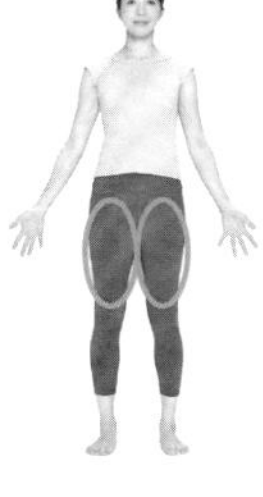

ストレッチ

4

股関節のストレッチ

左右各 60秒

椅子の後ろに横向きで立ち、
右手を背もたれに添える。
左脚を大股１歩分後ろに引く。
左手は腰に添える。

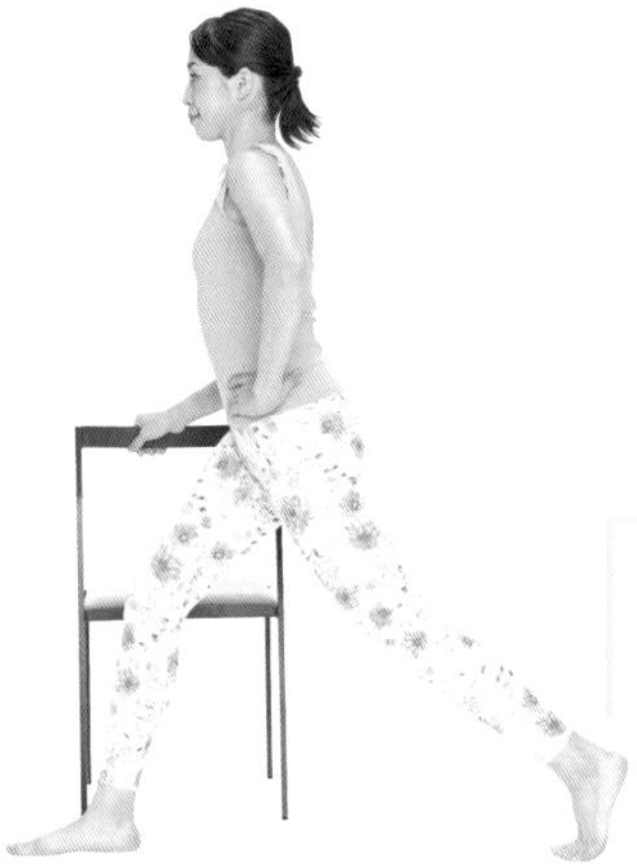

POINT
左脚は
つま先立ちになる

POINT
上体は前に倒れない
ようにまっすぐ保つ

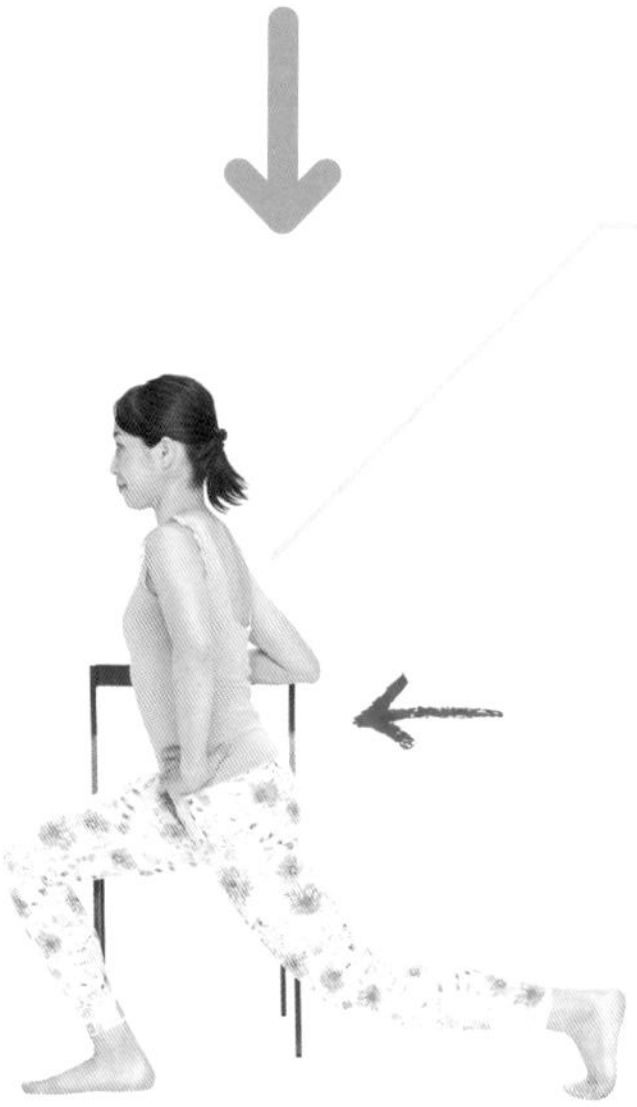

前方へ深く
しゃがみこみ、
骨盤を前に
押し出しながら、
左側の股関節を
伸ばす。
反対側も
同じように行う。

伸びる筋肉
腸腰筋

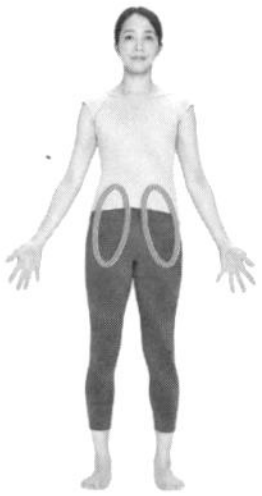

ストレッチ

5

ふくらはぎのストレッチ

左右各
60秒

椅子の後ろに横向きで立ち、
右手を背もたれに添える。
左脚を大きく後ろに引く。
両膝は曲げない。
左手は腰に添える。

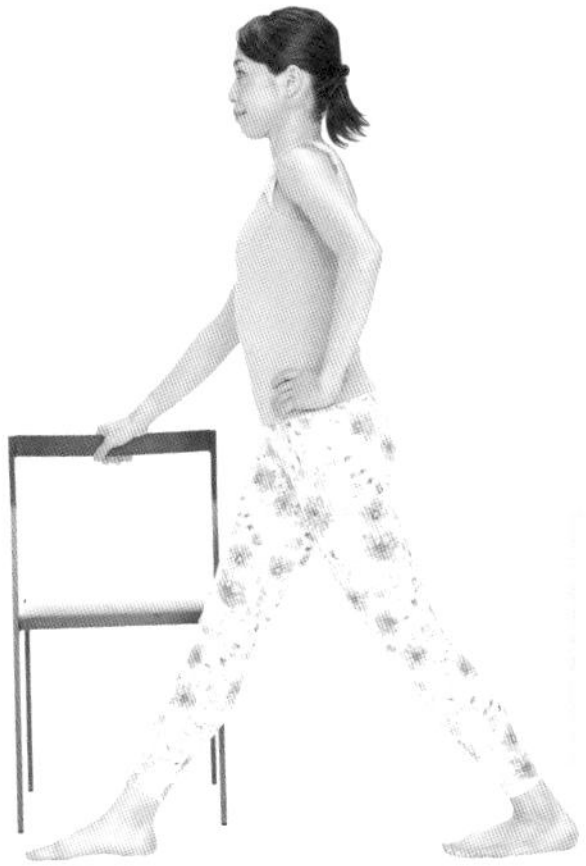

POINT

左足のかかとを
床につけておく

右膝を深く曲げ、
左脚のふくらはぎを伸ばす。
反対側も同じように行う。

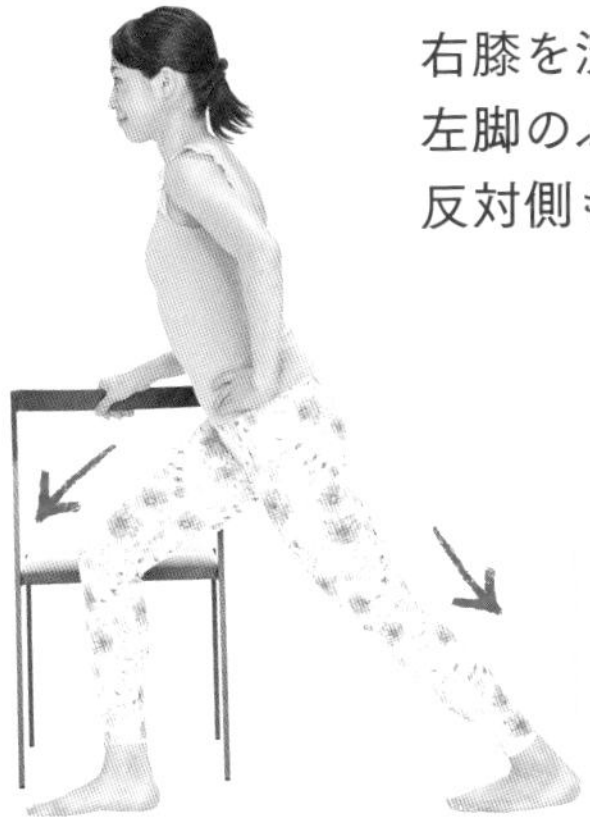

POINT

左足のかかとを
床から浮かさない

伸びる筋肉
下腿三頭筋

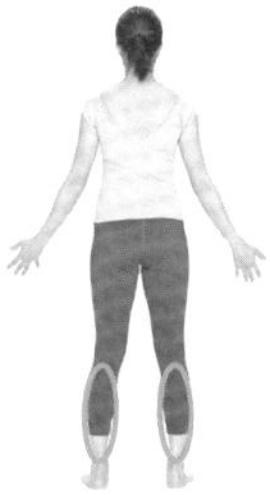

ストレッチ

6

お腹のストレッチ

60秒

POINT

この段階でお腹が
少し伸びている
ことを感じる

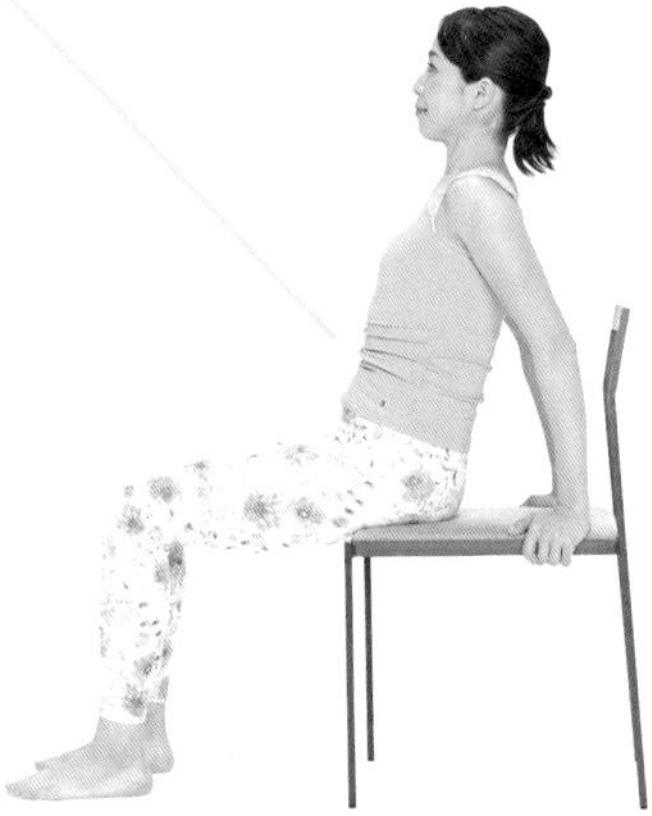

椅子に浅く座り、
両手を後ろに
伸ばして
座面をつかみ、
上体を少し
後ろに倒す。

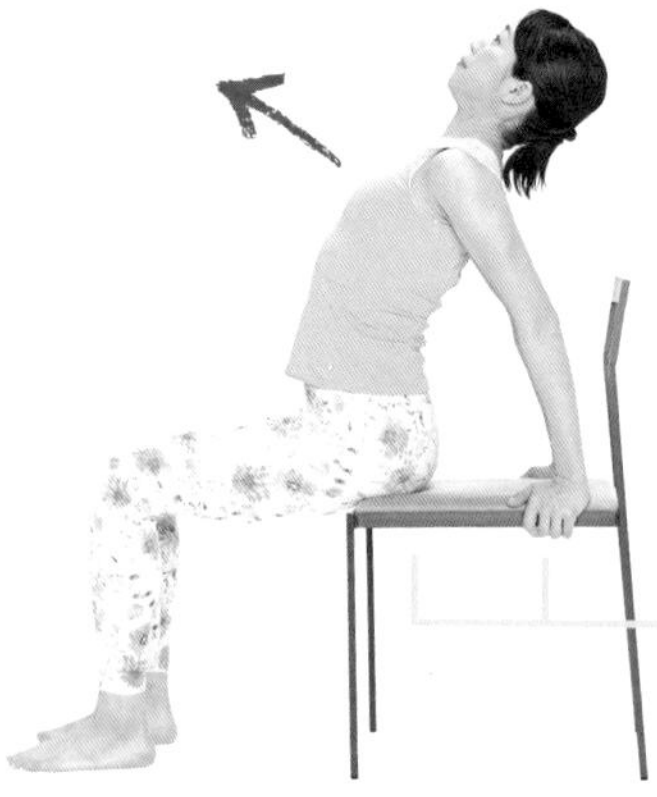

胸を斜め上に
突き出し、
目線を天井へ向け、
お腹を伸ばす。

POINT

お尻と手の位置は
動かさない

伸びる筋肉
腹筋群

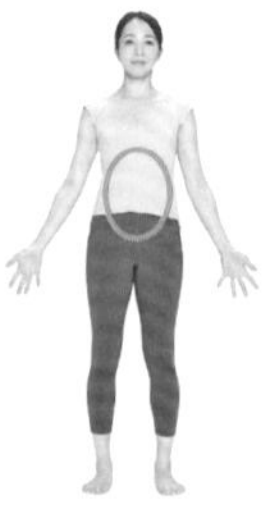

ストレッチ

7

胸のストレッチ

60秒

POINT

目線は1メートルほど前の床に向ける

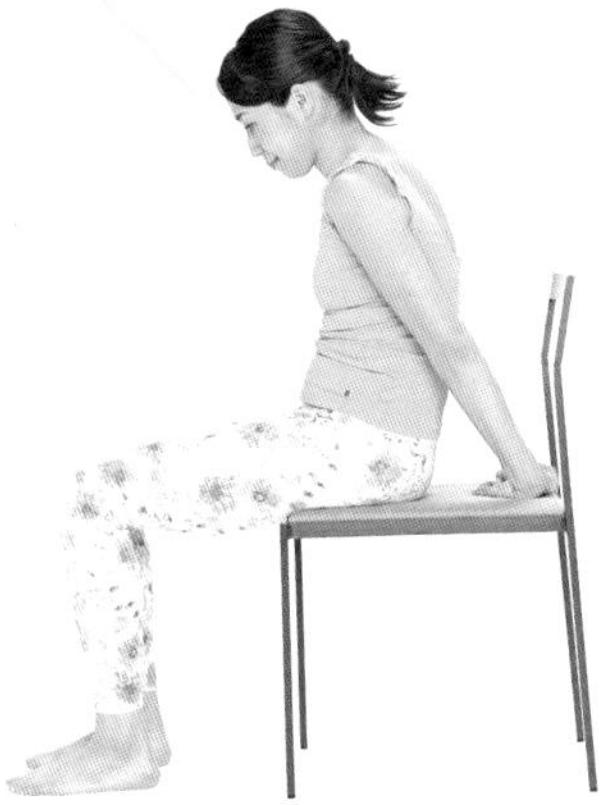

椅子に浅く座り、両手を後ろに伸ばして座面の奥で重ねる。背中を丸め、胸を閉じる。

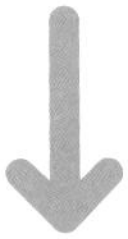

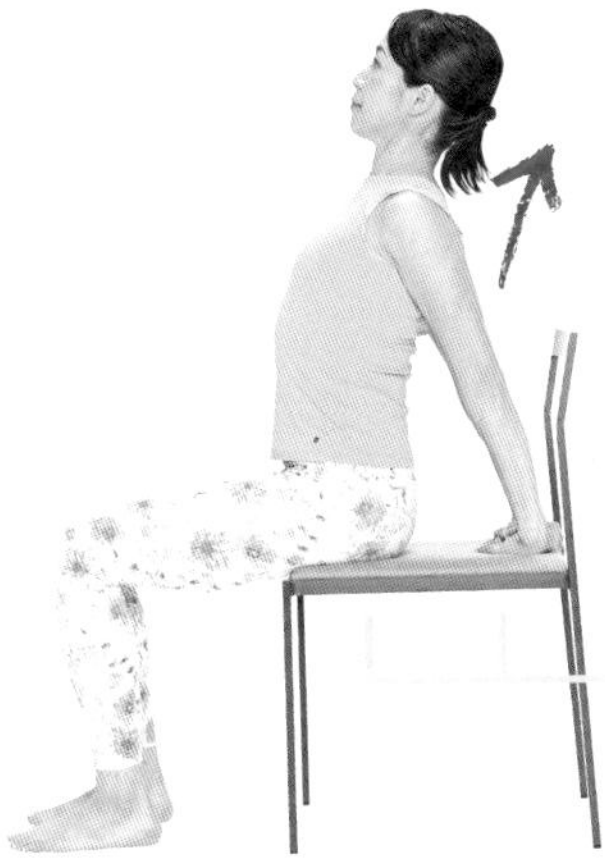

背すじを伸ばして胸を開き、目線を天井に向け、胸を伸ばす。

POINT

お尻と手の位置は動かさない

伸びる筋肉
大胸筋

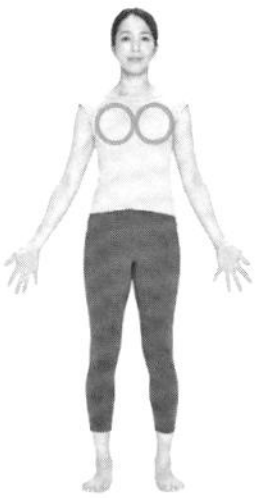

ストレッチ
8
上腕前側のストレッチ

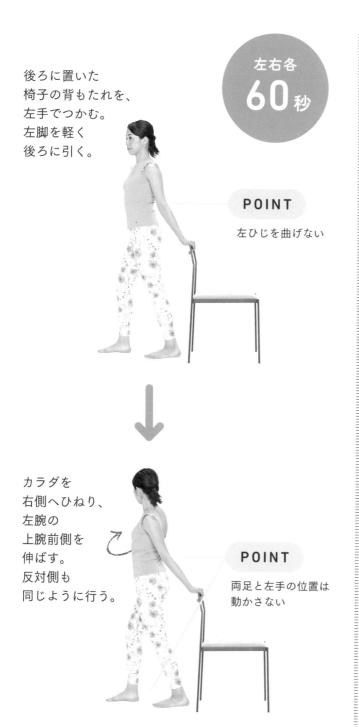

左右各
60秒

後ろに置いた
椅子の背もたれを、
左手でつかむ。
左脚を軽く
後ろに引く。

POINT
左ひじを曲げない

カラダを
右側へひねり、
左腕の
上腕前側を
伸ばす。
反対側も
同じように行う。

POINT
両足と左手の位置は
動かさない

伸びる筋肉
上腕二頭筋

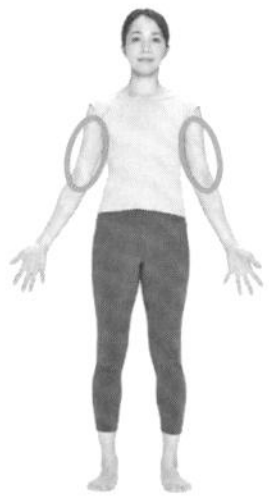

ストレッチ
9
上腕後ろ側のストレッチ

左右各
60秒

POINT
右手で左ひじを押し下げると、
さらに上腕後ろ側が伸びる

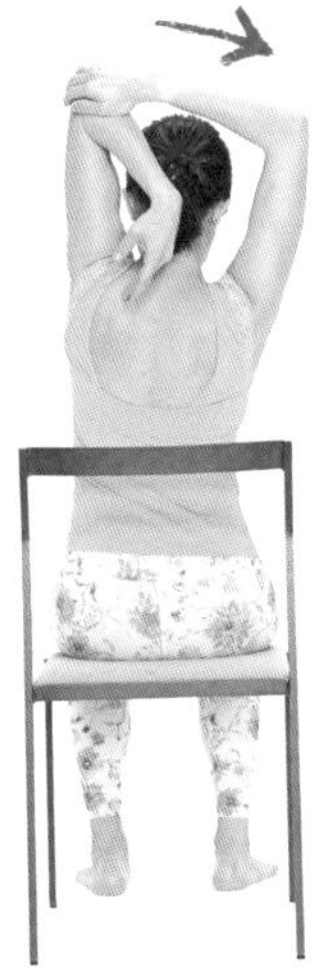

椅子に浅く座り、左ひじを左肩の真上に
上げる。頭の後ろで左ひじを曲げ、
右手で左ひじを持ち、上腕後ろ側を伸ばす。
反対側も同じように行う。

ひじが高く
上がりにくい人は

左ひじを上げ、
頭の後ろで
左手首を右手で持ち、
上腕後ろ側を
伸ばす。

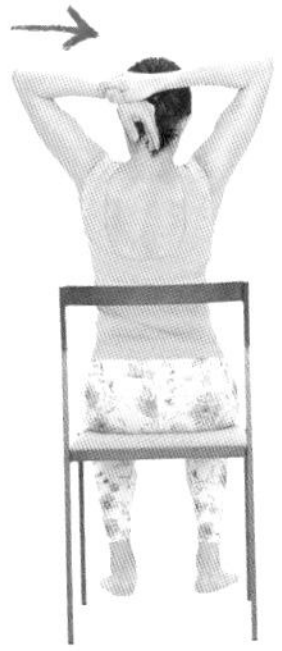

伸びる筋肉
上腕三頭筋

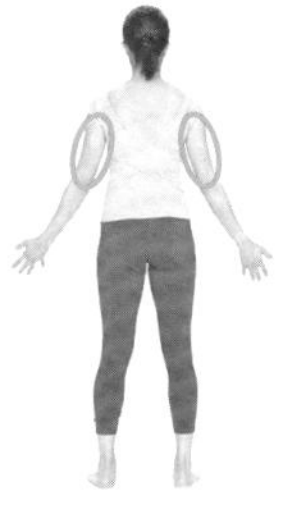

おわりに
3秒から、幸せな未来への大きな一歩を

「運動は重要だと思いますか？」という質問に対しては「イエス」と答えてくれるのに、「運動は続いていますか？」という質問には「時間が取れなくて……」「なかなか続かなくて……」という声をよく聞いてきました。この問題の解決を目指し、ハードルが低く、それでもなお効果が出る運動があれば、みなさんも開始・継続しやすいのでは？　と、研究を進めたのが「3秒筋トレ」の始まりです。

この「3秒」というのは「3秒じゃないと意味がない」ということではありません。「3秒だったら始められますよね？」というメッセージが込められたもの。「じゃあ3秒であれば何でもよいの？」と聞かれると、そうではないので生まれたのが本書です。

疲労感が少なく、大きな効果が出るのは、「伸張性（エキセントリック）収縮」を重要視するから。そのため、本書で紹介している運動の多くは「これだけだったらできるかも？」と思えるものばかりになっているはずです。

私が期待するのは、みなさんが1回やってみて、2回目、3回目、次は他の運動も……となること。もっと言うと、今までよりも体を動かすことが苦にならなくなって、運動をしているつもりではなくても、気づくと日常生活のなかに運動効果のある動きを取り入れるようになっていることです。

私が目指すのは、運動が特別なものではなく、生活のなかに溶け込んでいるものになる未来。その時、より運動効果を大きくするため、少しだけ意識したほうがいいポイントを本書でお伝えしたつもりです。

まずは3秒。すごく短い時間ではありますが、非常に大きな効果、素晴らしい未来を手に入れるための大きな一歩を踏み出していただければ嬉しいです。

健康は、お金を出して買えるものではなく、自分で手に入れなくてはなりません。本書を通して、かけがえのない健康を手に入れるきっかけを作っていただければ幸いです。本書がみなさんにとって「これぐらいだったらできる」と思えるはじめの一歩へとつながることを願っています。

西九州大学リハビリテーション学部理学療法学専攻 准教授　中村雅俊

中村雅俊 （Masatoshi Nakamura）

1987年、長崎県生まれ。西九州大学リハビリテーション学部 准教授／理学療法士。長崎大学医学部卒業、京都大学大学院 医学研究科博士課程修了後、同志社大学スポーツ健康科学部助教、新潟医療福祉大学リハビリテーション学部講師を経て、2022年より現職。新潟医療福祉大学時に行った「３秒筋トレ」の効果についての国際論文を2022年に発表。「ニューヨーク・タイムズ」紙で取り上げられて話題になるほか、「ガッテン！」(NHK)、「羽鳥慎一 モーニングショー」(テレビ朝日)、「ひるおび」(TBSテレビ)など数々のメディアで取り上げられる。フィジカルトレーニングに関する精力的な研究により、ストレッチに関する論文数は世界ランキング１位(2013～2023年)。その傍ら、リハビリのプロとして一般の方々のケアにもあたる。

STAFF LIST

装丁・デザイン
吉田憲司+矢口莉子
（TSUMASAKI）

写真・動画
林桂多
（講談社写真映像部）

ヘア＆メイク
村田真弓

イラスト
高柳浩太郎

構成
井上健二

モデル
鈴木莉紗

たった３秒《びょう》筋《きん》トレ
世《せ》界《かい》最《さい》短《たん》時《じ》間《かん》で10歳《さい》若《わか》返《がえ》る

2024年6月26日　第１刷発行
2024年11月11日　第５刷発行

著　中村雅俊《なかむらまさとし》
発行者　清田則子
発行所　株式会社講談社
〒112-8001　東京都文京区音羽2-12-21
販売☎03-5395-3606　業務☎03-5395-3615
編集　株式会社講談社エディトリアル
代表　堺 公江
〒112-0013　東京都文京区音羽1-17-18　護国寺SIAビル6F
☎03-5319-2171
印刷　大日本印刷株式会社
製本　加藤製本株式会社

KODANSHA

 N.D.C.780.7 95p 21㎝　ISBN978-4-06-535917-4